Trotz Diabetes unbeschwert leben

Rolf Kollmann

Trotz Diabetes unbeschwert leben

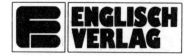

2. Auflage 1987

CIP-Kurztitelaufnahme der Deutschen Bibliothek

Kollmann, Rolf:
Trotz Diabetes unbeschwert leben / Rolf Kollmann –
Wiesbaden: Englisch, 1984.

ISBN 3-88140-166-0
© by F. Englisch Verlag, Wiesbaden
Alle Rechte vorbehalten
Nachdruck, auch auszugsweise, verboten.
Printed in Germany

Inhaltsverzeichnis

Vorwort 11

Der wichtige Unterschied zwischen Diabetes und Zuckerkrankheit 13

Diabetes — seit Jahrtausenden bekannt 14

Warum Diabetes zur Volkskrankheit wurde 16
    Die Bedeutung des Stoffwechsels 17
    Der gestörte Zuckerumsatz 17
    Die bedeutende Rolle des Insulins 20
    Die bange Frage: Werde ich Diabetiker? 22
    Weitere Ursachen für Diabetes 23
    Was den Ausbruch von Diabetes fördert 26
    Wie beginnt Diabetes? 26
    Typ I: Diabetes des Jugendlichen 27
    Typ II: Diabetes des Erwachsenen 28
    Tabelle: Beschwerden bei Beginn des Diabetes 28

Diabetisches Koma — Bewußtlosigkeit, die vermieden werden kann 30
    Ursachen des Komas 31
    Das „zweite Gesicht" des Diabetes 32
    Begleitkrankheiten 32

Das besondere Problem: Gefäßschäden 35
    Die wichtigsten Regeln bei einer Abmagerungskur 37
    Training bei Durchblutungsstörungen 41

Zuwenig beachtet: Die Eiweißüberfütterung 43
    Pflanzliches Eiweiß allein reicht aus 44

Diabetes erfolgreich behandeln 46
  Vom Nutzen einer guten Diabetes-Einstellung 46
  Die richtige Diabetes-Einstellung 47
  Tabelle: Richtwerte für die gute Diabetes-Einstellung 48
  Blutzucker-Umrechnungstabelle 49

Zurück zur gesunden Ernährung — das ist Diät 50
  Kleine Ernährungslehre 50
  Der Bedarf an Energie und Nährstoffen 52
  Tabelle: Tägliche Nährstoffzufuhr 53
  Die wichtigen Nährwertträger 54
  Fette 54
  Kohlenhydrate 55
  Eiweiß 55
  Mineralstoffe 56
  Vitamine 56
  Vitamin B 57
  Die Besonderheit von Vitamin B1 57

Die schlimme Kombination von Auszugsmehlen und
Fabrikzucker 58
  Ballaststoffe sind sehr wichtig 58
  Einheitsdiäten gibt es nicht 59
  Idealgewicht — nicht nur was für Diabetiker 59

Der große Unterschied: Vitalkost und Zivilisationskost 64
  Vergnügen und Verdruß 65
  Grunddiät bei vollwertiger Mischkost 70
  Vom eigenen Fett leben 72
  Warum öfter essen? 73
  Süßen ohne Reue 73
  Gewürze 74
  Genußmittel sind nicht immer verboten 75

Das Einmaleins des Diabetikers 77
  Tabellen: Durchschnittsgewicht und Idealgewicht 78

Tabellen: Energiebedarf bei Idealgewicht und Gewichtsabnahme 81
Tablettenbehandlung nur für Erwachsenendiabetes 83
Nebenwirkungen meist durch Unachtsamkeit 84

Die richtige Einnahme der Tabletten 86

Lebensretter Insulin 87
Humaninsulin verbessert die Wirkung 88
Die Wirkung von Insulin 88
Erstbehandlung mit Insulin 90
Grundregeln zur Insulinbehandlung 90
So wird Insulin gespritzt 91
Spritzen ist nicht schwer 92
Fehler, die sich vermeiden lassen 93

Unterzuckerung möglichst vermeiden 95
Was ist bei Unterzuckerung zu tun? 96
Was tablettenbehandelte Patienten tun sollen 97
Gebote für die Insulintherapie 98

Ständige Selbstkontrolle 99
Harnuntersuchung 100

Wenn der Diabetiker einmal krank wird 101

Das zuckerkranke Kind 103
Häufigkeit und erste Anzeichen 103
Der erste Schritt: die Klinik 104
Ziele der Dauerbehandlung 105
Die wichtigen Selbstkontrollen 106
Das diabetische Kind in der Schule 107
Pubertät — eine Belastung für den Stoffwechsel 108
Ferien mit einem Diabetiker? — Kein Problem! 110

Mutterfreuden — auch mit Diabetes 111
Was die Diabetikerin während der Schwangerschaft beachten
muß 114

Besonderheiten in der Ehe, der Familie und dem Beruf 116
Dürfen Diabetiker überhaupt heiraten? 116
Berufswahl — eine entscheidende Frage 118

Reisen und Fahren mit Diabetes 121
Führerschein — ja oder nein? 123

Aus der Praxis des Arztes: Die häufigsten Fragen der Diabetiker 126

Diät-Fahrpläne 137
Alternative Biokost 137
So bleibt Rohgemüse wertvoll 137
Sieben Reinheitsregeln 139
Der richtige Schnitt macht's 140
Pikante Saucen für knackige Salate 140
Rund um Topf und Pfanne 143
Verbotenes und Erlaubtes auf einen Blick 144
Kräuterdrinks und tolle Säfte 146
Wenn's die Milch macht 149
Fett ist nicht gleich Fett 150
Suppen — gelöffeltes Gaumenvergnügen 151
Frischkorngerichte, damit die Nahrung eine runde Sache wird 155
Kleiner Ratgeber in Sachen Gemüse 158
Gemüserezepte 159
Salatvergnügen ohne Abwiegen 169
Salatrezepte ohne Broteinheiten 171
Es muß nicht immer Fleisch sein 176
Belegte Brötchen 184
Brötchen aus der Hausbäckerei 186
Allgemeine Tageskostpläne 188
Süßspeisen 189
Gesunde warme Mahlzeiten — nicht nur für Diabetiker 196

Mahlzeitenpläne für verschiedene Kalorienzahlen 201

Ernährungstabellen 216
    Fleisch 217
    Fisch 218
    Käse 219
    Backwaren 220
    Getränke 221

Austauschtabelle 222

Einstufungsanalyse für Diabetiker 228

Literatur-Hinweise 232

Vorwort

Nie zuvor gab es so viele ernährungsbedingte Zivilisationskrankheiten wie heute. Sie sind eine Folge der sich ständig „verbessernden" Lebensbedingungen. Mundgerecht wird so viel Schmackhaftes serviert, konsumiert, daß wir uns einer ständigen Versuchung ausgesetzt sehen, der nur wenige Herr werden. Bis dann ein jähes Erwachen folgt. Plötzlich ist man krank, fühlt sich nur noch unwohl, bekommt Angst. Lautet die Diagnose dann Diabetes, bricht für viele Menschen eine Welt zusammen. Sie wissen: Von nun an heißt es, mit der Krankheit in enger Tuchfühlung leben und auf viele Annehmlichkeiten des Alltags verzichten. Wirklich?

Sicherlich wird auch heute niemand behaupten wollen, daß die „Zuckerkrankheit" völlig geheilt werden kann. Doch es gibt Zusammenhänge zwischen Ernährung, Lebensführung, Allgemeinerkrankungen und Diabetes, die bei den bisherigen Behandlungen viel zu wenig beachtet wurden. Sie bekannt zu machen und zu berücksichtigen, kann eine Wende in den bisher üblichen Therapien bedeuten. Denn es ist möglich, die „Krankheit" zu vergessen, ein unbeschwertes Leben zu führen.

Nicht zuletzt aus dieser Erkenntnis heraus, wird in diesem Buch wenn möglich nicht von der „Zuckerkrankheit", sondern vom Diabetes gesprochen.

Dem Diabetiker sollen damit die Angst und die Vorstellung genommen werden, chronisch krank zu sein. Hier soll ihm aufgezeigt werden, daß es nicht mehr unmöglich ist, beschwerdefrei zu leben und die normale körperliche Leistung zu erhalten.

Das Ärztewort von der „bedingten Gesundheit" des Diabetikers wird nach der Lektüre dieses Buches nicht nur bestätigt, sondern in einer weiterführenden Dimension zu sehen sein. Dazu gehört die gründliche und verständliche Erklärung des Diabetes, wie er entstehen kann, weshalb die meisten Erkrankungen eine echte Chance zur Besserung und selbst zur bedingten Heilung haben. Und: Gefäßerkrankungen als Folge des Diabetes brauchen keineswegs mehr zu schlimmsten Durchblutungsstörungen zu führen.

Oberstes Ziel dieses Buches ist es, alles aufzuzeigen, was aus jahrzehntelanger Erfahrung noch Gültigkeit hat, aber auch welche neuen Wege beschritten werden — und wie der Diabetiker lernt, ein unbeschwertes Leben zu führen.

Der Autor

Der wichtige Unterschied zwischen Diabetes und Zuckerkrankheit

Das gibt es doch gar nicht! So oder ähnlich möchte jetzt mancher reagieren, der plötzlich mit einem Unterschied zwischen Diabetes und Zuckerkrankheit konfrontiert wird. Eigentlich ist das auch richtig, denn Diabetes ist nichts anderes als der medizinische Begriff für die Zuckerkrankheit. Dennoch soll in diesem Buch ein Unterschied gemacht werden. Es ist mehr ein psychischer Unterschied. Denn dem Wort „Krankheit" haftet etwas Negatives, Unheilvolles an. Schließlich gibt es aber noch einen weiteren Grund: Wer zuckerkrank ist, der kann unter Berücksichtigung neuer Therapien ein Leben führen, das ihn nicht ständig an seine Krankheit erinnert. Er ist dann zwar Diabetiker — aber kein Kranker!

Diabetes — seit Jahrtausenden bekannt

Der Begriff Diabetes ist inzwischen mehr als drei Jahrtausende alt. Schon 1500 vor Christus wurde er in einer alten Papyrusrolle genannt. Er bedeutet soviel wie „schnelles Hingehen". Dies ist ein Hinweis auf eines der typischen Merkmale des Diabetes. Wer zuviel Zucker im Blut hat, bekommt mehr Durst, hat einen schnelleren „Durchfluß", muß öfter irgendwo „hingehen". Für die Ärzte ist dieses Durstgefühl und das häufige Harnlassen auch heute noch eines der ersten und typischen Anzeichen für einen Diabetes.

Der häufigste Diabetes erhält die Zusatzbezeichnung „mellitus". Das heißt eigentlich „honigsüß", und weist darauf hin, daß die Krankheit mit etwas Süßem zu tun hat. Der Harn ist stark mit Zucker angereichert.

Eine andere Form des Diabetes nennt sich „Diabetes insipidus". Er zeigt die gleichen Symptome, wie starke Urinausscheidung und übermäßiges Durstgefühl, doch seine Ursache liegt in einer Störung der Hypophyse, dem Laien unter dem Namen „Hirnanhangdrüse" bekannt. Dieses Organ, es befindet sich unter der Hirnbasis, steuert mit eigenen Hormonen (Wirkstoffe, die in Drüsen gebildet und von dort direkt ins Blut abgegeben werden) die Produktion anderer im Körper arbeitenden Drüsen. So zum Beispiel die der Schilddrüse. Sie sorgt aber auch dafür, daß die Nieren bei ihrer Blutfiltration nicht zuviel Wasser ausscheiden. Produziert die Hypophyse zuwenig des dafür zuständigen Hormons, kommt es zu einer Urin-Überproduktion, zu unstillbarem Durst.

In diesem Buch geht es aber um die übliche Form des Diabetes mellitus. Der Einfachheit halber wird daher der Zusatz „mellitus" weggelassen, auch wenn es sich immer um diese bestimmte Art des Diabetes handelt.

Doch zurück zu den Ursprüngen. Bis zum Jahre 1921 war Diabetes eine Krankheit, die wegen ihrer schrecklichen Folgen gefürchtet war. Der-

Verschleiß der Schlagadern, der Herzinfarkt, der Schlaganfall, das Koma, waren lebensbedrohliche Risiken.

Dann jedoch wurde jenes ungewöhnliche Experiment gemacht, das die Behandlung des Diabetes erst ermöglichte: Der kanadische Arzt Bantin und sein Studiosus Best machten die Entdeckung, daß sich erhöhter Blutzucker mit Hilfe eines Bauchspeicheldrüsenextraktes behandeln läßt. Und das viel erfolgreicher als mit allen bisher bekannten Diäten.

Was hatten die beiden Forscher getan? Nun, sie entfernten einem Hund die Bauchspeicheldrüse (medizinisch: Pankreas). Das Tier wurde prompt zuckerkrank. Ihr Experiment bewies dann, daß diese Krankheit mit einem aus der Pankreas gewonnenen Extrakt zu bekämpfen war. Seither gilt dieser Versuch als die Geburtsstunde des Insulins, eines Wirkstoffes, der beim gesunden Menschen auf natürliche Weise in der Bauchspeicheldrüse produziert wird. Erst wenn diese körpergesteuerte Funktion nicht mehr ausreicht oder gar nicht stattfindet, tritt zuviel Zucker ins Blut ein.

Warum Diabetes zur Volkskrankheit wurde

Wie geschildert, war Diabetes bereits im Altertum bekannt. Allerdings wußte damals niemand, worin seine Ursachen lagen. Damals und heute fragten sich die betroffenen Menschen: Wieso habe ausgerechnet ich Diabetes? Inzwischen kann diese Frage weitgehend zufriedenstellend beantwortet werden: Zweifellos sind es Erbfolgen, die für Diabetes mitverantwortlich sind, wenngleich eine erbliche Disposition allein noch nicht ausreicht, um Diabetiker zu werden. Weitaus häufiger sind es Ernährungsfehler, die als Ursache genannt werden müssen.

Statistiken machen deutlich, daß in der Bevölkerung etwa 25 Prozent erblich veranlagt sind, aber nur etwa drei Prozent tatsächlich Diabetiker werden. Das beweist: Die erbliche Veranlagung führt nicht zwangsläufig zum Diabetes. Entscheidender sind die zivilisatorischen Konsumgewohnheiten, die zum Diabetes führen.

Untermauert wird diese Behauptung durch eine verblüffende Beobachtung: In Notzeiten, dazu zählen vor allem Kriegsjahre, mit ihrer Nahrungsverknappung, treten Zuckererkrankungen weitaus weniger auf als in „fetten" Jahren. Damit wird zweierlei klar: Die erbliche Veranlagung selbst ist noch kein ernstzunehmender Risikofaktor. Erst äußere Umstände, wie falsche und zu üppige Ernährung führen zum Diabetes. Als Deutschland nach den „mageren" Kriegsjahren von einer Freßwelle überrollt wurde, stieg die Zahl der Diabetiker sprunghaft an.

Heute sind es etwa 1,5 Millionen. Hinzu kommen rund eine Million Diabetiker, die nichts von ihrem verborgenen Leiden wissen, weil die Symptome noch nicht ausgeprägt genug sind.

Die Bedeutung des Stoffwechsels

Genauso wie das Benzin durch Verbrennung den Motor in Gang hält, wechselt auch der Körper die ihm zugeführte Nahrung um. Einmal in Energie, die er zur Arbeit braucht, zum anderen in Stoffe, die er zur Lebenserhaltung benötigt. Der Betriebsstoffwechsel ist für die Beurteilung von Krankheiten unwichtig. Er dient ausschließlich der Arbeit, die täglich zu verrichten ist. Anders sieht es beim Erhaltungsstoffwechsel aus.

Ein Beispiel soll das verdeutlichen: Bei der Basedowschen Krankheit — eine Funktionssteigerung der Schilddrüse — wird der Stoffwechsel durch eine Mehrausschüttung des Schilddrüsenhormons so stark gesteigert, daß die Nahrungsmenge selbst bei üppigerem Essen nicht zur Deckung des Erhaltungsstoffwechsels reicht. Der Körper muß eigene Reserven angreifen. Der Basedowkranke nimmt daher erheblich an Körpergewicht ab.

Nicht anders ist es beim Diabetes. Auch er ist grundsätzlich eine Stoffwechselerkrankung; der Umsatz eines bestimmten Nahrungsstoffes im Körper ist gestört. Bei der Gicht ist es der Umsatz des Harnstoffes, bei Steinleiden der Stoffwechsel der Mineralsalze, und bei der Zuckerkrankheit der Umsatz der Kohlenhydrate.

Der gestörte Zuckerumsatz

Zucker und zuckerbildende Stoffe sind die hauptsächlichsten Substanzen der Kohlenhydrate. Diese wiederum sind die wichtigsten Energieträger unserer Nahrungskalorien. Gleich in welcher Zuckerart wir Kohlenhydrate zu uns nehmen, in ihrer Form als Zucker sind sie für alle Organe wichtig.

Der lateinische Name für Zucker lautet „saccharum". Deshalb werden alle zuckerhaltigen Nährstoffe Saccharide genannt. Vielfachzucker wird als Poly-Saccharid bezeichnet (poly = viel). Das sind die

*Stärke*arten. Trotz ihrer vielen Zuckermoleküle schmeckt Stärke nicht süß.

Einen eindeutig süßen Geschmack haben dagegen Disaccharide, Zweifachzucker. Als Rohrzucker werden sie in jedem Haushalt verwendet. In ihm verbinden sich Trauben- und Fruchtzucker. Voneinander getrennt sind diese wiederum Einfachzucker, sogenannte Monosaccharide. Das sind der Traubenzucker, Dextrose oder Glucose genannt und der Fruchtzucker. Er heißt Fructose oder Laevulose. Die für Fachleute gebräuchlichen Bezeichnungen stammen aus dem Griechischen bzw. Lateinischen.

Trauben- und Fruchtzucker kommen aber nicht nur gemeinsam in Rohrzucker vor. Sie sind auch einzeln, zum Beispiel in Obst vorhanden.

Unser Haushaltszucker — gleich ob er aus der Zuckerrübe oder aus Zuckerrohr gewonnen wird — ist chemisch gesehen immer Rohrzucker.

Nun muß man wissen, daß alle Kohlenhydrate im Organismus über die Traubenzuckerstufe laufen. Sie ergeben in ihrem Endprodukt Kohlensäure und Wasser, also Kohlenhydrate.

Ist der Körper gesund, wird die Glucose von der Leber in Glykogen umgewandelt und dort wie auch in der Muskulatur gespeichert. Diese Umwandlung ist beim Diabetiker gestört. Der Traubenzucker sammelt sich zunächst im Blut, wandert später in die Nieren und wird ausgeschieden.

Arbeitet der Organismus normal, wird das gespeicherte Glykogen nach Bedarf abgerufen. Angeregt durch das Nebennierenhormon Adrenalin wird das in der Leber aufbewahrte Glykogen in Traubenzucker umgewandelt und dem Organismus vor allem in Streßsituationen zugeführt. Auch der in den Muskeln vorhandene Glykogenvorrat dient abrufbereit der jeweiligen Arbeitsleistung. Damit aber Glykogen gespeichert werden kann, ist ein normales Funktionieren der Bauchspeicheldrüse erforderlich. Um ihre Aufgabe zu begreifen, muß man die Stoffwechselvorgänge im Körper noch genauer kennen. Der Mensch hat etwa 1000 Billionen Zellen in seinem Körper. Sie sind die sogenannten Endverbraucher unserer Nahrung. Damit die nur unter dem Mikroskop erkennbaren Zellen die Bausteine aus der Nahrung aufnehmen können, müssen diese erst einmal zerkleinert werden. Das beginnt mit unseren Zähnen und setzt sich im Verdauungsvorgang von Magen und Darm fort. Die aus der Nahrung gewonnenen Nahrungsspaltstücke wandern durch die Darmwand ins Blut, übrigbleibende Reste werden als Ballaststoffe ausgeschieden. In den Verdauungsprozessen werden drei Nahrungsbestandteile, die Grundnährstoffe Eiweiß, Fett und Zucker bzw. Stärke freigesetzt. Fett muß als Energielieferant zuerst genannt werden. Seine Energie wird in Kalorie* (heute auch in „Joule") gemessen.

Ein Gramm reines Fett liefert 9,3 Kalorien (Kcal.). Weit weniger Energie erhalten wir aus Eiweißstoffen und Kohlenhydraten. Ein Gramm Eiweiß oder Kohlenhydrate liefern „nur" 4,1 Kalorien (Kcal).

Nun ist die Energieleistung dieser beiden Stoffe auch nicht ganz so bedeutend. Im Gegensatz zu Fett, das entweder gleich verbraucht oder im Fettgewebe gespeichert wird, sind Eiweiße Bausteine für die Neubildung körpereigener Eiweißstoffe. Sie dienen als Rohmaterial für den Aufbau der Zellsubstanz, von Enzymen (sie ermöglichen den Stoffwechsel) oder Hormonen.

Alle drei Grundnahrungsmittel, Fett, Eiweiß, Kohlenhydrate, können sich beschränkt gegenseitig ersetzen. Dieser Ersatzfunktion sind aber Grenzen gesetzt. Gesundheitliche Schäden wären dann nicht mehr auszuschließen. Fehlt eines der Grundnahrungsmittel, kommt es zu ernstzunehmenden Mangelerscheinungen.

Ein Beispiel: Würde es dem Körper an Kohlenhydraten mangeln, wäre es nicht möglich, die aus Fettzellen freigesetzten Fettsäuren als „Gehirnnahrung" zu verwerten. Traubenzucker, der alltägliche Energielieferant des Gehirns, kann nicht aus Fett gewonnen werden. Der Stoffwechselmechanismus findet zwar kurzfristig andere Möglichkeiten, um aber die optimale Versorgung zu erreichen, braucht unser Hirn täglich 100 bis 150 Gramm Traubenzucker. Und der wird aus Kohlenhydraten gewonnen.

---

* Obwohl immer nur von Kalorien gesprochen wird, ist 1 Kilokalorie gemeint. In diesem Buch wird die seit längerem übliche Bezeichnung Kalorie verwendet. Zur Umrechnung in die jetzt international gebräuchliche Maßeinheit Joule dient folgende Formel: 1 Kilokalorie = 4,2 Kilojoule.

Es gibt also keinen Zweifel: Ein ausgeglichener Zuckerhaushalt, der nur mit einem funktionierenden Stoffwechsel möglich ist, ist lebenswichtig. Beim gesunden Menschen ist das auch kein Problem.

Die Kohlenhydrate werden mit der Nahrung aufgenommen und gelangen in das Blutgefäßsystem. Dadurch steigt der Blutzuckerhaushalt vorübergehend bis zu bestimmten Grenzen an. Damit der Zucker nun in Gewebe und Zellen fließen kann, braucht er Insulin. Es wird in der Bauchspeicheldrüse gebildet. Arbeitet sie normal, fließt der Zucker aus dem Blut zur Muskulatur, in die Leber oder ins Fettgewebe ab. Ein Blutzuckerfühler signalisiert der Bauchspeicheldrüse wieviel Insulin sie produzieren soll. Hat der Blutzucker wieder seinen normalen Stand erreicht, erhält die Bauchspeicheldrüse den Befehl, kein Insulin mehr ins Blut zu geben!

Beim Diabetiker ist dieser Regelmechanismus jedoch gestört. Er wird zwar über seinen Blutzuckerfühler ein Signal an das Pankreas erhalten, dort aber wird die Aufforderung zur Insulinabgabe nicht gehört oder nur ungenügend beachtet. Zuwenig oder gar kein Insulin kommt ins Blut, das sich zwangsläufig mit Zucker anreichert, da er nicht abfließen kann. Der Zuckerumsatz ist somit gestört.

Die bedeutende Rolle des Insulins

Unser Körper ist ein sehr kompliziertes Gebilde, obwohl uns seine Funktionen alltäglich erscheinen. So nehmen wir — vorausgesetzt, wir bleiben gesund — viele Organe nicht wahr, wissen oft gar nicht um ihre Existenz. So verhält es sich auch mit einem Organ, das im Oberbauch hinter dem Magen liegt: der Bauchspeicheldrüse. Mit 13 bis 18 Zentimetern Länge ist sie nicht gerade sehr auffällig. Und dennoch: Das Pankreas erledigt zwei Aufgaben, die für lebenswichtige Vorgänge in unserem Körper von Bedeutung sind.

Zum einen ist es eine Verdauungsdrüse. Es liefert Verdauungssäfte in den Zwölffingerdarm. Mit diesem Bauchspeichel werden Fette, Eiweiß und Kohlenhydrate aufgespalten. Das geschieht aber erst im viel weiter entfernten Dünndarm, da die Bauchspeicheldrüse sich sonst selbst verdauen würde.

Neben dieser „äußeren" Drüsentätigkeit wirkt das Pankreas als wichtige „innere" Drüse. Es produziert zwei wichtige Hormone: Insulin und Glukagon. Während Glukagon den Blutzucker ansteigen läßt, sorgt Insulin dafür, daß der Traubenzuckerspiegel im Blut konstant gehalten wird.

Insulinhormone werden in den sogenannten „Langerhans-Inseln" der Bauchspeicheldrüse gebildet. Bei einer Störung dieser Inselzellen kommt es durch eine Unterproduktion von Insulin zur Überzuckerung des Blutes (Hyperglykämie) oder Unterzuckerung (Hypoglykämie). In beiden Fällen wird der Organismus mit zuwenig Glykogen, also zuwenig Vorratszucker versorgt. Das bedeutet: Keine Zelle kann auf Dauer weiterleben. Um den Mechanismus deutlich zu machen ein Beispiel: Zur Erhaltung einer beständigen Raumtemperatur ist die Heizung mit einem Thermostat ausgerüstet. Er „fühlt", wann die eingestellte Raumwärme überschritten oder unterschritten wird. In beiden Fällen gibt er ein Signal an die Heizung und stellt sie mit einem elektrischen Kontakt an oder aus.

Ähnlich ist es auch mit der Regelung des Blutzuckerspiegels.

Nach der Aufnahme von Kohlenhydraten mit der Nahrung erkennt der Blutzuckerfühler den Anstieg der Traubenzuckerkonzentration. Er gibt der Bauchspeicheldrüse ein Signal, und diese produziert Insulin, das ins Blut abgegeben wird. Insulin hat nun die Fähigkeit, den Abfluß von Zucker aus dem Blut anzuregen. Ist genügend Zucker in die Leber, die Muskulatur und schließlich in das Fettgewebe gelangt, sinkt die Blutzuckerkonzentration wieder auf ihren Normalwert. Erneut wird ein Signal ausgelöst, woraufhin die Bauchspeicheldrüse die Insulinabgabe einstellt. Der Traubenzucker kann nicht weiter abfließen und ein geregelter Blutzucker bleibt so erhalten.

Wird nicht genügend oder gar kein Insulin gebildet, beginnt der Diabetes. Im ersten Fall kann der gestörte Insulinmangel durch Diät oder Tabletten geregelt werden. Patienten mit ungenügender Insulinproduktion bilden die Mehrzahl der Diabetiker. Haben die Langerhans-Inseln ihre Insulinherstellung völlig eingestellt, muß dieses Hormon von außen zugeführt werden. Diese schlimmste Form des Diabetes kommt vor allem bei jugendlichen Patienten vor. Sie müssen täglich in bestimmten Abständen Insulin spritzen, um eine Überzuckerung des Blutes zu vermeiden.

Was aber geschieht, wenn der Blutzucker immer weiter ansteigt? Auch hier hat der Körper wieder einen eingebauten Mechanismus. Wenn die Blutzuckerkonzentration Werte von über 160 bis 180 mg/100ml (also 160 bis 180 Milligramm pro 100 Milliliter) erreicht, scheidet die Niere einen Teil des Traubenzuckers aus. Das geschieht über den Harn. Dieser Grenzwert wird deshalb auch „Nierenschwelle" genannt. Von diesem Moment an läßt sich Zucker im Harn nachweisen. Zwei Vorgänge bedrohen spätestens in diesem Zustand den Organismus.

Zum einen wird der lebensnotwendige Traubenzucker dem Körper als Energielieferant entzogen. Zum anderen braucht Zucker, um über die Niere ausgeschieden zu werden, viel Wasser. Er holt sich die Flüssigkeit rücksichtslos, so daß ein Wassermangel im Gewebe entsteht. Daher kommt auch das große Durstgefühl, das nur durch erhebliche Mengen von Flüssigkeit gestillt werden kann. Entsprechend größer ist auch die Harnausscheidung.

Die bange Frage: Werde ich Diabetiker?

Wie zu Anfang schon erwähnt, ist Diabetes bis zu einem gewissen Grade vererbbar. Doch nur ein Bruchteil der durch Vererbung gefährdeten Menschen erkrankt auch tatsächlich an Diabetes. Also muß es noch andere auslösende Faktoren geben.

Der Mangel an Insulin ist nicht ursächlich für die Zuckerkrankheit. Er ist lediglich Symptom, also ein Merkmal. Ursache des Diabetes ist im allgemeinen eine vorausgegangene Fehlernährung. Mediziner behaupten, daß man sich mindestens zwei Jahrzehnte lang falsch ernähren muß, ehe man zuckerkrank werden kann.

Dem widerspricht auch nicht die Tatsache, daß es Diabetes bereits im Kindesalter gibt. Diese Erkrankung ist ebenfalls in den allermeisten Fällen das Ergebnis der Fehlernährung vorausgegangener Generationen.

Wen mag es da noch verwundern, daß Diabetes oft im Gefolge anderer ernährungsbedingter Krankheiten auftritt. Dazu zählen Fettsucht, Lebererkrankungen, Gallen- und Nierensteine, Arthrosen und Arthritis (Erkrankungen des Bewegungsapparates) sowie arteriosklerotische Gefäßschäden, die auch zum Herzinfarkt führen können.

In diesem Zusammenhang kann gar nicht deutlich genug darauf hingewiesen werden, daß nicht der Herzinfarkt, das Übergewicht oder die Fettsucht selbst Ursache für einen Diabetes sind. Wahr ist vielmehr: Alle drei Erkrankungen sind gemeinsam Folge einer falschen Ernährung. Unter vielen Medizinern mag diese Behauptung noch umstritten sein. Wer sich jedoch intensiv mit den Zusammenhängen zwischen Ernährung und Krankheit befaßt, kann zu keinem anderen Schluß kommen.

Weitere Ursachen für Diabetes

Als weitere Ursache für die Zuckererkrankung kommt die bereits erwähnte Störung der Hirnanhangdrüse in Frage. Aber auch die Zerstörung der Bauchspeicheldrüse durch Unfall oder schwere Krankheiten lösen Diabetes aus, wenn mehr als neun Zehntel der insulinherstellenden Zellen in Mitleidenschaft gezogen sind. Medizinisch wird dies als Pankreas-Diabetes bezeichnet.

Im Grundsatz sind damit alle wesentlichen Möglichkeiten einer Zuckererkrankung genannt. Dennoch gibt es weitere Auslösungsfaktoren, die der Vollständigkeit halber erwähnt werden sollen. Vor allem im Kindesalter kann unter dem Einfluß von Infektionen wie Mumps oder Röteln ein Diabetes auftreten. Möglich ist auch eine Erkrankung aufgrund von

Fehlentwicklungen des körpereigenen Abwehrsystems. Wissenschaftlich gesichert sind diese Beobachtungen allerdings noch nicht. Vermutlich spielt aber auch in diesen Fällen eine erbliche Veranlagung zur Zuckererkrankung eine Rolle.

Störungen des Zuckerhaushaltes und damit eine Verwandtschaft zum Diabetes gibt es auch bei Lebererkrankungen, wie etwa chronischer Leberentzündung oder Leberschrumpfung (Zirrhose). Sie treten meist vor der Zuckerstoffwechselstörung auf.

Treten Leber- oder Bauchspeicheldrüsenschrumpfung aufgrund einer Eisenspeicherkrankheit oder Hämochromatose auf, so handelt es sich um eine seltene Eisenstoffwechselstörung. Sie ist fast immer begleitet von einem Diabetes und wird wegen der rauchbraunen Haut der Patienten auch „Bronzediabetes" genannt.

Hormone spielen — wie bereits mehrfach beschrieben — im Zusammenhang mit Diabetes immer wieder eine besondere Rolle. Das gilt vor allem während der Schwangerschaft. Der Hormonhaushalt der Frau ist in dieser Zeit besonderen Bedingungen unterworfen. Das kann bei etwa einem Prozent der Schwangeren vorübergehende Diabetes auslösen. Meist verschwinden die Krankheitszeichen nach der Schwangerschaft wieder. Statistiken weisen aber aus, daß etwa ein Drittel der Schwangerschafts-Diabetikerinnen im Laufe eines Jahrzehnts zu echten Diabetikern werden.

Die Schwangerschaft, das muß deutlich gesagt werden, hat die bis dahin nur latent vorhandene Zuckerkrankheit ausgelöst. Die Voraussetzungen waren jedoch bereits im Körper vorhanden. Diese Frauen, die in der Schwangerschaft zum ersten Mal mit Diabetes konfrontiert werden, haben die große Chance, rechtzeitig mit vorbeugenden Maßnahmen zu beginnen. Somit kann der endgültige Ausbruch der permanenten Zuckererkrankung nicht nur hinausgezögert, sondern mitunter sogar für immer vermieden werden. Das Thema Schwangerschaft und Diabetes wird noch an anderer Stelle des Buches behandelt werden.

Die inneren Drüsen mit ihrer Hormonproduktion stehen in einer engen Wechselbeziehung. Wird ihre Funktion gestört, kann auch dies Zuckerstoffwechsel-Erkrankungen auslösen. Vor allem dann, wenn zu viele Hormone ausgeschüttet werden. Außer der bereits erwähnten Hirnanhangdrüse müssen hier noch Nebenniere und Schilddrüse genannt werden. Und auch der „Gegenspieler" des Insulins, das von der Bauchspeicheldrüse produzierte Hormon Glukagon, kann zu einer Zuckererkrankung beitragen, wenn davon im Körper zuviel vorhanden ist.

Der bei einem operativen Eingriff plötzlich ansteigende Zuckerspiegel ist ebenfalls auf die vorübergehende Überproduktion bestimmter Hormone zurückzuführen. Wenn keine erbliche Veranlagung zum Diabetes vorliegt, ist auch keine Zuckererkrankung zu erwarten.

Weder Operationen noch seelische Ausnahmesituationen können als alleinige Ursache für Diabetes genannt werden. Vor allem letzteres läßt sich recht deutlich beweisen. In der Zeit des Krieges oder auch danach wurde so gut wie kein Fall bekannt, in dem die körperliche oder seelische Belastung zum Diabetes geführt hätte.

Zu den möglichen Auslösungsfaktoren für einen Diabetes zählen auch Medikamente. Daß sogenannte Ovulationshemmer, also die Antibabypille, nach längerer Einnahme zur Diabetesmanifestation (Manifestation = Erkennbarwerden von Krankheiten) führen können, oder auch einen bereits gestörten diabetischen Stoffwechsel verschlechtern, gilt als bewiesen.

Auch ein in der Medizin gebräuchlicher Wirkstoff, das Cortison, kann zur Auslösung von Diabetes beitragen. Damit ist allerdings nicht der Gebrauch von Cortison (z. B. der Salbe) bei örtlicher Anwendung gemeint.

Zusammenfassend noch einmal alle Auslösungsfaktoren des Diabetes mellitus:

● Übergewicht und Überernährung;
● Schwangerschaft;
● Infektionen;
● Leberkrankheiten;
● Medikamente.

Was den Ausbruch von Diabetes fördert

Folgende Faktoren können den Ausbruch der Zuckerkrankheit bei vorhandener Anlage beschleunigen oder auch fördern:

— Außergewöhnliche Belastungen. Damit sind Infekte gemeint, die den Ausbruch von Diabetes verursachen können. Etwa zehn Prozent aller Zuckererkrankungen beginnen mit einem schweren Infekt. Dabei ist festzustellen: Infekte sind nicht für die Entstehung von Diabetes verantwortlich, sondern begünstigen lediglich den Ausbruch.

— Veränderungen im Zusammenspiel der Hormondrüsen, wie zum Beispiel während einer Schwangerschaft.

— Chronische Leberentzündung (z. B. Leberzirrhose) und andere Leberkrankheiten gehen häufig einer Zuckerstoffwechsel-Störung voraus.

— Medikamente mit Cortison (dazu zählen beispielsweise einige Rheumamittel, sowie verschiedene Asthma- und Heuschnupfenpräparate), Antibabypillen oder auch Entwässerungstabletten können über längere Zeit die Stoffwechsellage negativ verändern.

— Virusinfekte bei Jugendlichen, wie Mumps oder Röteln, können das erblich schon veränderte Abwehrsystem so beeinflussen, daß Insulinzellen zerstört werden. Dann kann es zum Diabetes kommen.

Es muß an dieser Stelle nochmals wiederholt werden, daß es sich bei all den genannten Möglichkeiten um Faktoren handelt, die schon vorhandene aber noch verborgene diabetische Anlagen ungünstig beeinflussen und damit zum Ausbruch der Zuckerkrankheit beitragen.

Wie beginnt Diabetes?

Schätzungen gehen davon aus, daß in der Bundesrepublik eine Million Menschen leben, die gar nicht wissen, daß sie zuckerkrank sind. (Daß es sogar sechs Millionen sein können, wie in Fachkreisen zuweilen behauptet wird, darf nicht einfach als Schwarzmalerei abgetan werden).

Diese unerkannten Diabetiker haben noch keine Beschwerden, oder ihre Symptome (Symptome = Krankheitszeichen) sind noch zu wenig ausgeprägt, als daß sie diese beachten würden. Das ist meist ein schwerwiegendes Versäumnis. Denn schon die leichteste Form des Diabetes sollte behandelt werden, um den Stoffwechsel zu normalisieren und Spätschäden zu vermeiden.

Es darf nicht einfach behauptet werden, Diabetes beginnt auf diese oder jene Weise, in diesem oder jenem Alter. Beginn und Entwicklung der Zuckerkrankheit sind je nach Alter und Typus des Menschen verschieden. Die Beschwerden sind beim Jugendlichen und Erwachsenen unterschiedlich häufig, schwächer oder stärker, langsamer oder schneller.

Auch unterscheiden die Mediziner zwei Arten von Diabetikern.

Sie berücksichtigen dabei das Ausmaß des Insulinmangels, das Alter bei Krankheitsbeginn und die notwendige Behandlungsart.

Typ I: Diabetes des Jugendlichen

Unter diesem Begriff werden alle jene Erkrankungen verstanden, bei denen ein totaler Insulinmangel vorliegt. Neben der Bezeichnung „Insulinmangeldiabetes" gibt es auch den Begriff des „Jugendlichendiabetes". Mit ihm werden auch alle Diabetesformen des jungen Zuckerkranken zusammengefaßt. Er muß sich ständig von außen Insulin zuführen. Während der jugendliche Diabetiker bei Beginn der Krankheit meist schlank ist, sind etwa 50 Prozent aller Patienten nach längerer Krankheitsdauer übergewichtig.

Typ II: Diabetes des Erwachsenen

Mehr als 90 Prozent aller Diabetiker werden diesem Typus zugeordnet. Bei ihm besteht ein relativer Insulinmangel. Das heißt, die Bauchspeicheldrüse produziert in ihren Inselzellen noch geringe aber unzureichende Mengen Insulin. Das besondere Problem der Erwachsenendiabetes besteht in der damit verbundenen Übergewichtigkeit. Hier lassen sich aber bei konsequenter Ernährungsweise beste Erfolge erzielen. Daneben können Tabletten die Behandlung zusätzlich unterstützen.

Welchem Typ sich ein Diabetiker zurechnen muß, wie seine Behandlung aussehen soll, wird noch ausführlich beschrieben. Zunächst ist es wichtig, die ersten Anzeichen einer Zuckerkrankheit richtig zu deuten.

Im Altertum beschrieben Ärzte die Situation des Diabetikers so:

„Fleisch und Bein schmelzen zu Urin zusammen. Die Flut ist nicht zu stoppen, als ob eine Wasserleitung geöffnet worden wäre. Der Durst ist unstillbar." Mag diese Beschreibung auch recht drastisch klingen, sie hat von ihrer Bedeutung bis heute nichts verloren.

Durst und häufiges Wasserlassen fallen zuerst auf. Das kann sich so weit steigern, daß stündliches Wasserlassen bei Nacht notwendig ist. Wer solche Symptome an sich bemerkt, muß unbedingt einen Arzt aufsuchen!

Beschwerden bei Beginn des Diabetes

	Häufigkeit bei Jugendlichen-diabetes	Häufigkeit bei Erwachsenen-diabetes
Durst	91%	67%
Leistungsabfall	80%	50%
Harnflut	75%	40%
Gewichtsverlust	72%	33%
Sehstörungen	25%	28%
Juckreiz	20%	22%

Neben den geschilderten Beschwerden fühlt sich ein unbehandelter Diabetiker gleichzeitig fast immer müde und abgeschlagen. Gewichtsverlust bei Jugendlichen gehört meist zu einer beginnenden Diabetes. Selten, aber nicht auszuschließen sind Sehstörungen und Juckreiz. Deshalb ist es auch nicht verwunderlich, wenn der Augenarzt statt zu einer Brille zur Blutzuckeruntersuchung rät, oder der Hautarzt für einen Diabetestest plädiert.

Auf den Verlust an Energiestoffen durch das verstärkte Ausscheiden von Traubenzucker ist schon hingewiesen worden. Aber auch wichtige Mineralsalze gehen verloren. Der Mangel an Flüssigkeit, Energiezufuhr und Salzen macht müde. Der Körper mobilisiert zwar noch eine Zeitlang seine Reserven und reagiert mit Gewichtsverlust. Vieles Trinken kann den Flüssigkeitsverlust aber auf Dauer nicht wettmachen. Der Körper trocknet langsam aus.

Besondere Gefahrenzeichen, bei denen ein Arzt unterrichtet werden sollte, sind:

● Benommenheit;
● Appetitverlust und Übelkeit;
● Azetongeruch;
● Bewußtseinstrübung.

Im Spätstadium können noch andere diabetische Komplikationen die Unterrichtung des Arztes erfordern:

● Beinkrämpfe mit Einschnürungsgefühl bei körperlicher Anstrengung;
● bläuliche oder blasse Verfärbung der Zehen;
● Herzschmerzen nach Anstrengung;
● Gefühlsstörungen in den Gliedern;
● Lähmungsgefühle;
● Sehstörungen;
● Ameisenkribbeln.

Diabetisches Koma — Bewußtlosigkeit, die vermieden werden kann

Als es noch kein Insulin gab, wurde der Zuckerkranke von einem Ereignis bedroht, das meist sein Ende bedeutete: dem Koma. Diese Bewußtlosigkeit konnte zum erstenmal 1922 im kanadischen Toronto bei einem zuckerkranken Jungen erfolgreich bekämpft werden. Abgemagert, ausgetrocknet und bewußtlos lag der 14jährige in einem Krankenhaus. Der Tod schien ihm sicher. Da bekam er eine Insulin-Spritze. Und das bis dahin Unmögliche geschah: Der Junge erholte sich, konnte schon bald mit weiteren regelmäßigen Insulingaben in ein normales Leben zurückkehren.

Die Bedrohung durch ein Koma besteht auch heute noch. Doch eine gute Diabetes-Einstellung kann diese Bewußtlosigkeit eigentlich immer verhindern. Das Koma ist immer auf Insulinmangel zurückzuführen. Seine Anzeichen sind die gleichen, wie sie schon bei der Erkennung des Diabetes besprochen wurden: Durst, vermehrtes Wasserlassen, Müdigkeit und Leistungsabfall, Gewichtsverlust.

Die Bewußtlosigkeit ist eine Folge der Austrocknung des Körpers und Übersäuerung des Blutes und des Gewebes. Dazu muß man wissen, daß Insulin neben dem Zuckerstoffwechsel auch den Fettstoffwechsel mitreguliert. Der Fettabbau wird nicht mehr gehemmt, Fettsäuren überschwemmen den Körper und werden nur unvollständig zu den sauren Vorstufen des Azetons verbrannt. Azeton wird verstärkt über den Harn ausgeschieden. Die Atemluft riecht nach Nagellack, eine Folge der Anhäufung von Ketonkörpern, zu denen auch Azeton gehört. Mitunter kann dieses Geruchs-Signal sogar lebensrettend sein. Es gibt aber für die drohende Koma-Gefahr noch weitere Anzeichen: Übelkeit, Erbrechen und Bauchschmerzen. Wichtig ist, daß sofort erkannt wird worum es sich handelt. Die Symptome werden manchmal als Blinddarmentzündung oder Darminfekt mißgedeutet.

Ursachen des Komas

Ausgelöst werden kann das Koma aufgrund verschiedener Ursachen.
Bei Diabetikern, die sich mit Diät allein oder mit Diät und Tabletten behandeln, können das sein:

a) **Diätfehler:** Die erhöhte Zufuhr von Zucker und Kalorien über das erlaubte Maß hinaus vermehrt den Insulinbedarf. Das Motto „Einmal
ist keinmal" gibt es für den Diabetiker nicht. Die Gefahr für ihn ist
zu groß.
b) **Fieber;**
c) **Infektionskrankheiten;**
d) **Verletzungen** (kleine Operationen oder Eingriffe des Zahnarztes);
e) **schwere seelische Erschütterungen;**
f) **Verschlechterung des Diabetes im Laufe der Zeit.**
Um dies festzustellen, ist eine regelmäßige Zucker-Kontrolle des
Urins erforderlich.
Bei Diabetikern, die mit Insulin behandelt werden, kommt neben den
oben erwähnten Ursachen die Verminderung der üblichen Insulindosis,
bzw. die Unterlassung der Insulin-Spritze hinzu.

Ist ein Arzt nicht sofort zu erreichen, sollte der vom Koma bedrohte Patient entweder sofort ins Krankenhaus eingeliefert oder bis dahin mit
reichlich Flüssigkeit — Mineralwasser, ungezuckerter Tee oder Bouillon ist anzuraten — versorgt werden.
Der Arzt wird dem Patient ein rasch wirkendes Insulinmittel verordnen,
das so schnell wie möglich verabreicht werden muß.

Genauso wie es eine Überzuckerung mit seiner möglichen Folge, dem
Koma gibt, kann auch eine Unterzuckerung eintreten. Der Fachmann
nennt sie „Hypoglykämie". Über sie wird noch zu sprechen sein. Das
soll aber erst nach dem Kapital „Einstellung und Behandlung" gesche-
hen. Erst dann ist die Hypoglykämie in ihrer Bedeutung genau zu ver-
stehen.

Wenden wir uns vorerst einem Kapitel zu, das sich mit Spätkomplika-
tionen des Diabetikers beschäftigt.

Das „zweite Gesicht" des Diabetes

Die Chance, Diabetes zu besiegen, mit ihm leben zu können, liegt in dem Wissen, das wir heute über diese Art der Stoffwechselentgleisung haben. Dennoch birgt die chronische Störung besondere Gefahren in sich. Sie sollen an dieser Stelle auch nicht verschwiegen werden. Im Gegenteil: Anstatt Angst zu schüren, werden Wege aufgezeigt, die den Diabetiker davor schützen können, Folgen seiner Stoffwechselstörung nicht rechtzeitig zu erkennen. So können Komplikationen vermieden und Behandlungsmöglichkeiten wirksamer angewandt werden.

Begleitkrankheiten

Die chronischen Stoffwechselstörungen machen den Diabetiker anfälliger für bestimmte Krankheiten. Nur: Beim gut eingestellten Diabetiker sind sie seltener als bei einer schlechten Stoffwechseleinstellung. Der Diabetiker hat es also auch hier in der Hand, Folgeschäden seines gestörten Stoffwechsels durch richtiges Diätverhalten selbst zu beeinflussen.

Die Spätfolgen sind recht unterschiedlich. Zu den äußerlichen Krankheiten gehören auch Hautinfektionen. Es entstehen Furunkel, oder die Füße werden von Pilzen befallen. Juckreiz quält Frauen vor allem in der Scheidengegend. Innerliche Spätfolgen sind Nierenbecken-, Harnleiter- und Blasenerkrankungen.

Gallensteine sind vor allem bei übergewichtigen Diabetikern — wie bei allen Menschen mit Übergewicht — möglich. Für den Diabetiker ist es nur weit komplizierter, wenn er eine akute Gallenkolik bekommt. Notfalloperationen sind viermal eher mit Komplikationen belastet als bei nichtdiabetischen Patienten. Daher empfiehlt es sich, einen Gallenblaseneingriff möglichst gut vorzubereiten. Denn bei günstiger Stoffwechsellage ist das Risiko keinesfalls größer als bei nichtdiabetischen Patienten.

Früher war es gar nicht so selten, daß Diabetiker an einer akuten Leberentzündung erkrankten. Das lag daran, daß Kontroll-Instrumente häufig nicht ganz sauber waren. Viren wurden trotz Abkochen der Instrumente nicht abgetötet. Das hat sich inzwischen durch die Verwendung von Einmal-Instrumenten, die nach Gebrauch weggeworfen werden, geändert.

Anderes gilt für die sogenannte Fettleber. Sie kann, muß aber nicht durch Diabetes angegriffen werden. Sollte eine Leberverfettung aufgrund des gestörten Stoffwechsels auftreten, ist ihr meist gut beizukommen. Denn Fettleber und Zuckerkrankheit haben die gleiche Ursache: Übergewicht. Reduziert der Patient seine Pfunde, verschwindet auch die „Mastfettleber".

Die Schrumpfleber wurde bereits in diesem Buch erwähnt. Sie ist nicht eine Folge der Zuckerstoffwechselstörung, sondern begünstigt den Ausbruch von Diabetes, der bereits erblich vorgegeben war.

Im Zusammenhang mit Leberentzündungen und Gelbsucht muß darauf hingewiesen werden, daß Diabetiker ihr Spritzbesteck nicht an andere Patienten ausleihen sollten. Nur so sind mögliche Infektionen auszuschließen.

Auch das Auge kann durch eine Diabetes in Mitleidenschaft gezogen werden. Jedoch kann eine Netzhauterkrankung (Retinopathie) vom Arzt rechtzeitig und genau festgestellt werden. Mit einem Augenspiegel ist es ihm möglich, die Gefäße des Augenhintergrunds zu beobachten. Eine diabetische Retinopathie liegt dann vor, wenn die Blutgefäße (Kapillaren) der Netzhaut kleine Aussackungen haben. Fettartige Ablagerungen sowie kleine Blutungen in der Netzhaut können hinzukommen. Dabei müssen nicht unbedingt Sehstörungen auftreten. In ganz seltenen Fällen können sich neue Blutgefäße bilden, die Blut ins Augeninnere austreten lassen. Eine Gefährdung des Augenlichts ist dann nicht mehr auszuschließen.

Weitaus weniger beängstigend ist die Tatsache, daß manchmal Sehstörungen auftreten. Das hat eine ganz einfache Ursache. Bei hohen Blutzuckerwerten kann der Betroffene kurzsichtig werden. Das liegt an einer Veränderung des Wasser- und Salzgehaltes in der Augenlinse durch eine Stoffwechselentgleisung. Stimmen die Blutzuckerwerte, geht auch die Kurzsichtigkeit wieder zurück. Es kann anschließend allerdings zur Weitsichtigkeit kommen.

Weitsichtig können Patienten auch werden, wenn zuwenig Zucker im Blut ist. Schließlich braucht das Gehirn viel Traubenzucker. Im Falle einer Hypoglykämie fließt davon nur wenig. Da aber auch das Sehen eine Leistung des Gehirns ist, verschwinden die Sehschwierigkeiten sofort, wenn wieder genügend Energie in Form von Zucker zugeführt wird.

Sehr selten befallen Nervenerkrankungen auch Magen und Darm. Diese, unter dem Namen Neuropathie zusammengefaßten Krankheitsbilder, äußern sich auch in einer Magenunbeweglichkeit. Nur sehr langsam werden Speisen weitertransportiert. Diese verzögerte Weitergabe an den Darm kann sogar für einen labilen Diabetes mitverantwortlich sein. Im übrigen können Durchfälle eine Neuropathie begleiten.

Auch die Blase kann durch eine diabetische Nervenerkrankung in ihrer Funktion beeinträchtigt werden. Schwacher Harnfluß und längere Pausen zwischen dem Wasserlassen sind Anzeichen für diese Art der Neuropathie. Sogar eine Harnsperre ist möglich. Befolgen die Patienten den Rat, in ganz bestimmten Zeitabständen Urin abzulassen und dabei mit der Hand auf die Blase zu drücken, damit eine vollständige Entleerung erreicht wird, kommen sie meist ganz gut mit dieser Erscheinung zurecht.

Neuropathien der Gesichtsnerven, der Augenmuskelnerven oder an den Füßen müssen der Vollständigkeit halber ebenfalls erwähnt werden. Es sind sehr seltene Erkrankungen, die meist erst dann diagnostiziert werden können, wenn andere Krankheitsursachen für diese Erscheinungen ausgeschlossen wurden.

Eine unangenehme Begleiterscheinung des Diabetes quält besonders die männlichen Patienten. Fast 50 Prozent von ihnen erleben im Verlauf des Diabetes Störungen der Sexualfunktion. Sie schämen sich dann, den Arzt zu befragen, der die Beschwerden meist behandeln könnte. Auf dieses Thema wird noch einmal an anderer Stelle eingegangen. Hierzu kann jetzt jedoch schon gesagt werden, daß eine gute Diabetes-Einstellung Voraussetzung für eine Besserung ist.

Das besondere Problem: Gefäßschäden

Zu den ernährungsbedingten Zivilisationskrankheiten gehören vor allem Gefäßschäden. Herzinfarkt, Arteriosklerose und Schlaganfall haben in erschreckendem Maße zugenommen. Sie bedrohen weite Kreise der Bevölkerung und sind zweifelsohne eine Folge zu üppigen Lebens. Von diesen Krankheiten sind Diabetiker in auffälliger Weise betroffen. Bei ihnen sind Gefäßstörungen sehr häufig anzutreffen. Ihr chronisch gestörter Stoffwechsel ist ein besonderer Risikofaktor. Das hat sich nach der Entdeckung des lebensrettenden und lebensverlängernden Insulins herausgestellt. Denn die Zuckerkrankheit wirkt sich auf längere Zeit nachteilig vor allem auf die Blutgefäße aus. Wie, darauf werden wir noch zu sprechen kommen. Zunächst muß aber erklärt werden, wieso Lebensgewohnheiten unsere Gefäße belasten und warum Stoffwechselstörungen eine krankheitsfördernde Rolle bei Herz- und Gefäßerkrankungen spielen. Die heutigen Lebensgewohnheiten unterscheiden sich wesentlich von denen unserer Vorfahren. Das trifft allerdings nicht auf die Menge der Nahrung zu. Obwohl die Arbeit einfacher wurde, die sitzende Tätigkeit mit geringerem Kalorienbedarf zunahm, hat sich die Menge der durch Nahrung aufgenommenen Energie nicht reduziert. Im Gegenteil: Der Verbrauch an Fett, der wichtigste Energielieferant, hat sich sogar gesteigert. Heute konsumiert der Durchschnittsbürger etwa 130-140 Gramm Fett täglich. Dabei wäre die Hälfte durchaus genug. Da nützt es auch wenig, nur beim Fleisch auf magere Stücke zu achten, wenn gleichzeitig schmackhafterer Vollfettkäse, Pommes frites, dicker Wurstbelag, Kuchen und Sahne für übermäßige Kalorienzufuhr sorgen.

Hinzu kommt noch die fehlende Bewegung, die ein „Verbrennen" des überschüssigen Fetts bewirken könnte. Mit dieser ungesunden Lebensweise ist automatisch Übergewicht verbunden. Und das führt zwangsläufig zu Wohlstandskrankheiten, die vor allem die Gefäße belasten.

In diesem Zusammenhang soll die größte Seuche der Zivilisation, die Arteriosklerose — im Volksmund „Arterienverkalkung" — besonders genannt werden. Sie ist keine Alterserscheinung, sondern eine ernährungsbedingte Gefäßkrankheit. Zu viel Fett lagert sich in den Blutbahnen ab, macht die Gefäßwände steif, verengt die Durchflußmöglichkeit. Das Herz muß mehr leisten, Puls und Blutdruck steigen an, Gefäße können sogar verstopfen.

Professor H.-J.Holtmeier, Deutschlands bekannter Ernährungswissenschaftler, schreibt in seinem Buch „Diät bei Übergewicht und gesunde Ernährung":

„Wer bereits in jüngeren Jahren zu viel und zu gut ißt, übergewichtig wird, raucht, trinkt, sich nicht bewegt, sich täglich ärgert und selten entspannt, hat eigentlich keine Chancen verpaßt, an einem Herzinfarkt zu sterben."

Das ist bestimmt keine drastische Übertreibung, sondern wissenschaftlich belegte Tatsache. Fettleibige Menschen erkranken sechsmal häufiger an Nierensteinen, dreimal häufiger an Schlaganfall oder Gicht. Die Lebenserwartung verkürzt sich bei etwa 30 Prozent Übergewicht etwa um die Hälfte. Ernährungsabhängige Herz- und Kreislaufkrankheiten machten 1925 nur knappe 15 Prozent der Gesamtsterblichkeit aus. 50 Jahre später waren es bereits über 40 Prozent!

Die verheerenden Folgen von Übergewicht und falscher Ernährung und die Häufung der Zuckerkrankheit machen nachstehende Zahlen klar:

Bei 20 bis 29 Prozent Übergewicht tritt mehr als dreimal so häufig Diabetes auf wie bei Normalgewicht.

Übergewicht mit seinem zusätzlichen Fettgewebe gilt als Insulinräuber. Es verschlechtert nicht nur die bestehende Zuckerkrankheit, sondern es werden auch die vorgehend geschilderten Gefäßleiden gefördert, die schließlich zu Beinamputationen oder Schlaganfällen führen können.

Das kommt auch daher, weil Insulin in den Fettstoffwechsel eingreift. Die Bildung von Fett wird begünstigt, der Fettabbau unterdrückt. Mit zunehmender Fettansammlung steigt der Insulinbedarf. Mit der Zeit kann das zu einer Überbeanspruchung der Bauchspeicheldrüse führen. Besteht bereits eine erblich bedingte Veranlagung zum Diabetes, kommt es zu einem bedingten Insulinmangel. Die Zuckerkrankheit bricht aus.

Nun ist es bei vernünftiger Diät (Diät = Lebensweise) nicht schwer, das Fettgewebe zu verringern, durch drastische Gewichtsabnahme den Diabetes und seine gefäßschädigende Folgen günstig zu beeinflussen. Mehr noch: Bei konsequenter Reduktion des Gewichts, kann Diabetes zum Verschwinden gebracht werden. Nun mag eine ständige Beobachtung der eigenen Eßgewohnheiten zunächst schwer erscheinen. Doch der Erfolg, nämlich die Vermeidung eines manifesten Diabetes mit all seinen körperlichen Einschränkungen sollte Motivation genug sein. Daß dabei nicht auf Gaumengenüsse verzichtet werden muß, zeigt der in diesem Buch ausführlich behandelte Diätfahrplan.

Die wichtigsten Regeln bei einer Abmagerungskur

1. Körpersubstanz und Körpergewicht werden ausschließlich durch Nahrungszufuhr aufrecht erhalten. Drosselung der Nahrungszufuhr nach vernünftigen Gesichtspunkten führt deshalb immer zur Gewichtsabnahme.

2. Ebenso wie man ohne Nahrung verhungert, nimmt man bei Unterernährung (= Abmagerungskur) bestimmt ab.

3. Die Abmagerungskur steht und fällt mit Kalorien und dem guten Willen, abnehmen zu wollen. Kalorie ist jedoch nicht Kalorie. Es ist entscheidend, wer sie liefert. Eiweißhaltige Nahrungsmittel haben bei Abmagerungsdiät große Vorteile.

4. Fettsüchtige, die nicht abnehmen und beteuern, daß sie wenig essen, haben meistens recht; aber sie essen falsch, weil sie sich nicht im Kaloriengehalt von Nahrungsmitteln genau auskennen. (1 Paranuß hat genauso viele Kalorien wie ca. 500 g Gemüse.)

5. Um 1 kg abzumagern benötige ich 6000 Kalorien an Energieaufwand. Das sind 18 Stunden Tanz oder Holzhacken. Durch körperliche Bewegung allein kann man also nicht abmagern, es sei denn, man wird Schwerarbeiter. Aber Schwer- und Schwerstarbeiter haben fast niemals Fettsucht.

6. Die Bedeutung von körperlicher Bewegung als „Kreislauftraining" zur Vorbeugung von Infarkten des Herzens usw. bleibt unverändert groß („Schreibtischherz").

7. Alkohol ist Nahrungs- und Genußmittel und enthält nach Fett die meisten Kalorien (1 g = 7,1 Kalorien). Er wird vom Magen direkt aufgenommen. Obwohl Alkohol nicht zu Fett umgewandelt und direkt verbrannt wird, hindert er durch rasche Energiebildung andere Nahrungsmittel in Wärmeenergie umgewandelt zu werden und veranlaßt sie zur Fettbildung.

Patienten, welche abends Neigung zum Alkoholgenuß haben und nicht widerstehen können, sollen bis zur Beendigung der Abmagerungskur frühzeitig ein wirksames barbitursäurefreies Schlafmittel nehmen, um depressive Stimmungslagen zu betäuben. Diese Methode hat sich gut bewährt. Schlafmittel dämpfen rasch Gelüste und vermitteln ruhigen Schlaf.

8. Die Waage warnt den Gesunden und ist dem Übergewichtigen wichtiges Handwerkszeug bei einer Abmagerungskur. Nimmt man bei einer ausgewählten Diät nicht ab, muß der Speisezettel um weitere 100 bis 200 Kalorien gekürzt werden, oder die nächst niedrige Tagesmenükarte gewählt werden. Nur nicht verzagen!

9. Appetit ist oft Gewohnheitssache. Warum noch essen, wenn man satt ist. Anstelle von Zucker Süßstoff (Sachillen® Fa. Bayer, Natreen® Drugofa Köln) benützen.

10. Da jede Art von Abmagerungsdiät eine Form „Unterernährung" und „Vitaminmangelernährung" darstellt, sind stets Gaben von Vitamintabletten erforderlich (z. B. Eunova®, Edinol® usw.).

11. Fisch- und Fleischgerichte kochen, dämpfen, grillen, im Ofen backen, aber selten braten. Dampfkochtöpfe und Pfannen mit

Kunststoffbelag sind zu empfehlen! Die Sättigung erfolgt in der Reihenfolge Fleisch, Milch, Fisch, Eier, grünes Gemüse, Brot. (Fett sättigt sehr, ist aber nicht für Abmagerungskuren geeignet.) Iß ausreichend zum Frühstück und hungere nicht. Iß ein großes Stück mageres Fleisch oder Quark, um Hunger rasch zu stillen. Eß so oft Du magst, aber keine verbotenen Dinge. Zähle immer Kalorien. Tüchtiges Kauen sättigt auch. Vermeide Süßigkeiten und Aperitifs (1 Whisky = 100 Kalorien).

12. Butter, Margarine, Rahm, Fett und Öle beim Kochen äußerst sparsam verwenden. (Sollen reich an hochungesättigten Fettsäuren sein.) Fett nicht überhitzen!

13. An der Zunahme sind in erster Linie die durch Fett und danach die durch Alkohol gelieferten Kalorien schuld.

14. Wer auswärts ißt soll beachten:
Als Vorspeisen nur Tomatensaft, Grape-fruit oder Muscheln. Gebundene Suppen meiden, nur klare Bouillon und Gemüsesuppen. Das Wichtigste am Hauptgang ist ein mageres, großes Stück Fleisch, alles Fett abschneiden, nur grilliert oder gedünstet bestellen. Erlaubt sind auch Geflügel und Fisch, fettarme grüne Gemüse, nur gedämpft, z. B. Karotten, Bohnen, Kohl usw. Gemüse enthalten wenig Kalorien. 1/2 bis 1 Kartoffel erlaubt. Meide alle Soßen, Teigwaren und Reis.
Zum Nachtisch frisches Obst. Vermeide Süßigkeiten und Alkoholien.

Nicht immer reicht es aus, nur die Ernährung umzustellen. Manchmal sind Gefäßschäden schon eingetreten, ehe sie bemerkt werden. Daher werden hier auch die Anzeichen genannt, die auf mögliche Gefäßveränderung hinweisen. Der Arzt kann dann die Folgeschäden durch rechtzeitige Behandlung beseitigen oder mindern.

Achten Sie daher auf Brennen, Enge- oder Druckgefühle, die nach Belastungen, wie schnelles Laufen, Treppensteigen oder Lastentragen hinter dem Brustbein auftreten. Sie können auf einen drohenden Herzinfarkt hinweisen.

Eine gestörte Blutzirkulation in den Beinen macht sich ebenfalls bei Belastung bemerkbar. Schmerzen in der Wade oder auch im Oberschenkel sind mögliche Anzeichen. Ein Weitergehen ist für den Betroffenen unmöglich. Er bleibt stehen, schaut sich die Umgebung an oder interessiert sich scheinbar für die Schaufensterauslagen. Deshalb wird dieses Phänomen auch gerne mit „Schaufensterkrankheit" umschrieben. Genau das Gegenteil kann aber auch der Fall sein. Die Schmerzempfindlichkeit in den Beinen ist herabgesetzt, drohende Gefahren werden gar nicht mehr bemerkt. In fortgeschrittenem Zustand werden Zehen oder Füße brandig. Es kommt zum Gangrän (Absterben der Glieder durch Gefäßverschluß), in dessen schlimmster Folge Gliedmaßen amputiert werden müssen.

Daß diese möglichen Folgen des Diabetes hier aufgezeigt werden, soll nicht Angst machen, sondern dazu beitragen, den Teufelskreis von Überernährung, Gefäßschäden und Diabetes zu durchbrechen. Eine angemessene Gewichtskontrolle und eine gute Stoffwechseleinstellung durch richtige Ernährung und Behandlung können vor den aufgezeigten Folgeschäden schützen.

Training bei Durchblutungsstörungen

Übungen zum Training der Gefäße sind für solche Diabetiker geeignet, die an Durchblutungsstörungen leiden und deshalb zum Beispiel beim Spaziergang nach etwa 300 oder 400 m wegen Schmerzen meist in den Waden stehenbleiben müssen, bis der Schmerz verschwindet.

Die Übungen sind nicht geeignet, wenn die Schmerzen in der Wade oder im Oberschenkel schon in Ruhe bestehen oder wenn eine Gangrän vorliegt.

Die Übungen müssen sofort unterbrochen werden, wenn dabei Schmerzen auftreten.

Fragen Sie vor Beginn von Übungen zum Gefäßtraining Ihren Arzt! Wenn Sie ein Gefäßtraining durchführen, sollten Sie die Übungen regelmäßig vornehmen, weil sonst der Trainingseffekt nachläßt.

Training im Bett

- Beine im Bett (evtl. mit Hilfe eines Brettes) im Winkel von 45° anheben.
- In dieser Haltung 2 bis 5 Minuten lang die Zehen rhythmisch bewegen oder mit den Füßen Kreise drehen.
- Anschließend 5 Minuten lang die Beine herabhängen lassen.
- Danach 5 Minuten lang in horizontaler Lage ausruhen.
- Diese Übungen etwa fünfmal hintereinander und mehrmals durchführen.

Training im Stand

- Aufrecht mit fast geschlossenen Füßen hinstellen.
- In dieser Haltung etwa 10 bis 20 Zehenstände durchführen, dabei im Wechsel die Fersen weit vom Boden abheben (Zehenstand) und die Vorfüße soweit wie möglich vom Boden hochziehen (Fersenstand).
- Anschließend 3 bis 5 Minuten lang Pause machen.
- Diese Übungen etwa fünfmal hintereinander und mehrmals täglich durchführen.

Training im Gehen

Eine sehr einfache Übung stellt das rasche Gehen dar. Dabei sollte beim Auftreten der ersten Zeichen einer Belastung, zum Beispiel beim Ziehen oder bei Müdigkeit in der Muskulatur, eine Pause gemacht werden.

● Rasches Gehen bis zum Auftreten von Belastungszeichen.

● Danach 2 bis 5 Minuten Pause machen.

● Diese Übung drei- bis fünfmal hintereinander und möglichst mehrfach täglich durchführen.

Zuwenig beachtet: die Eiweißüberfütterung

Lehrmeinungen gehen oft weit auseinander. Beim Diabetes ist das nicht anders. Einig sind sich die Fachleute darin, daß Diabetes und sein Verlauf wie auch die Folgeschäden überwiegend mit der Ernährung zusammenhängen. Dann hört aber auch schon das Gemeinsame auf. Daran hat sich seit Entdeckung des Insulins nichts geändert. Ständig wurden neue Theorien und Behandlungsvorschläge diskutiert, die Lehrmeinung immer wieder gewechselt. Mal schien ein Zuviel an Kohlenhydraten, mal ein Zuwenig für den Diabetesverlauf wichtig. In anderen Zeiten galt der Fettentzug als entscheidender (was für die Übergewichtigen sicherlich auch stimmt). Dann gab es Meinungen, die sagten, der Diabetiker solle seine Kost frei zusammenstellen.

Heute werden Diätpläne empfohlen, durch die die Zufuhr von Kohlenhydraten eingeschränkt wird und durch vermehrte Eiweißzufuhr ausgeglichen werden soll. Das ist nicht logisch, weil Grundnahrungsstoffe sich nur bedingt gegenseitig ersetzen können. Davon war bereits an anderer Stelle die Rede. Dennoch kommt es aufgrund der derzeit geltenden Lehrmeinung leicht zur Eiweißüberfütterung des Diabetikers. Eine Behauptung, die nur von wenigen Fachleuten geteilt wird. Ungewöhnliche Meinungen haben es naturgemäß schwer, sich durchzusetzen. Wenn sie aber zum Erfolg führen, muß ihnen auch ein gebührender Platz eingeräumt werden. Deshalb wird auch dieser wenig verbreiteten Meinung an dieser Stelle ein ihrer Bedeutung angemessener Raum gegeben. Denn es ist geradezu vermessen, an der Erkenntnis vorbeizugehen, daß nicht der Blutzucker sondern zuviel Eiweiß an den Spätfolgen des Diabetes schuld ist!

Dem Diabetiker wird ein gesteigerter Fleischkonsum verordnet, der mit seinen Eiweißen die Kohlenhydrate ersetzen soll. Wurden um die Jahrhundertwende pro Kopf nur etwa zehn Kilogramm Fleisch jährlich verzehrt, liegt der Verbrauch heute schon bei 90 Kilogramm! Zusätzliches tierisches Eiweiß wird mit Quark, Käse, Eier, Wurst oder Fisch verzehrt. Langjährige Beobachtungen haben den Zusammenhang zwischen Gefäßerkrankungen und gesteigertem Eiweißverzehr untermauert.

So sammeln sich krankhafte Stoffe aus tierischem Eiweiß auf der Basalmembran der Kapillaren an. Die unvorstellbar dünne Kapillarwand — durch sie findet der Stoffaustausch zwischen Blut und Gewebe statt — verdickt sich. Die Folgen wurden schon beschrieben: Erhöhung der Blutfettwerte, Steigerung des Blutdrucks usw.

Daraus, so erkannten Ärzte, gibt es nur eine Schlußfolgerung: Tierisches Eiweiß im Übermaß führt zu Gefäßschäden! Daraus wiederum leitet sich die Forderung ab, den Verzehr von Kohlenhydraten und tierischem Eiweiß einzuschränken. Nun kommt natürlich die bange Frage, was darf ein Diabetiker dann überhaupt noch essen? Keine Kohlenhydrate, kein Eiweiß, kein Fett? Diese Fragestellung ist zu absolut. Denn bei richtiger, das heißt, ausgewogener Kost, darf auch der Diabetiker alle energieliefernden Nährstoffe zu sich nehmen.

Ißt er vitalstoffreiche Vollwertkost, so bekommt er gerade die richtige Menge Fett, ohne die Zufuhr von Fett besonders kontrollieren zu müssen. Wichtig ist dabei, die Fette naturbelassen zu verzehren. Durch Raffination gewonnene Öle und Fabrikfette (wie Margarine) sollten nicht verwendet werden. Dagegen ist Butter erlaubt.

Pflanzliches Eiweiß allein reicht aus

Allgemein besteht die Auffassung, daß der Mensch zum Leben tierisches Eiweiß benötigt. Die Meinung resultiert aus der Annahme, pflanzliches Eiweiß enthalte nicht alle essentiellen Aminosäuren. Das sind lebenswichtige Bausteine, die dem Körper von außen zugeführt werden müssen, da er sie nicht selbst produzieren kann.

Inzwischen ist diese Annahme widerlegt. Der Mensch ist ohne weiteres in der Lage, mit pflanzlichen Eiweißen seinen Bedarf zu decken. Ein weiterer Gesichtspunkt verdient ebenfalls, beachtet zu werden: Ernährungsforscher haben nachgewiesen, daß Eiweiß am besten in natürlichem Zustand, also unverändert, verzehrt wird. Unter der Einwirkung von Hitze oder anderen Bearbeitungsvorgängen verändert es sich. Wie empfindlich es ist, beweist die Tatsache, daß ein Mensch bei 43 Grad Fieber stirbt. Bei der Zahnbehandlung machte sich dieser Umstand jahrelang sozusagen schmerzhaft bemerkbar: Bohrer durften nur bestimmte Tourenzahlen haben, da sonst die Hitze am Zahn zu groß und so das Eiweiß geschädigt wurde. Erst mit raffiniert ausgeklügelten Kühlsystemen bekamen die Bohrer höhere Umdrehungszahlen. Die Zahnbehandlung wurde wesentlich erleichtert.

Nun wird immer behauptet, pflanzliche Nahrungsmittel enthielten nicht soviel Eiweiß wie tierische. Dazu sei ein Vergleich erlaubt, der diese Behauptung hinfällig macht.

In der Muttermilch, dem ersten und zunächst einzigen Nahrungsmittel des Säuglings, sind etwa 1,4 bis 2 Prozent Eiweiß enthalten. Damit wächst der Säugling innerhalb eines Jahres immerhin durchschnittlich 25 Zentimeter und verdreifacht sogar sein Gewicht. Weit mehr Eiweiß als in der Muttermilch ist in pflanzlichen Nahrungsmitteln enthalten. Durchschnittlich liefern sie drei Prozent Eiweiß. Getreide im ganzen Korn sogar 9 Prozent!

Aber auch hier gilt wieder: Eiweiß nicht erhitzen. Daher sind Rohkostgerichte als Eiweißlieferanten zu bevorzugen.

Für den Diabetiker ergibt sich aus dieser Betrachtung der Schluß, möglichst wenig tierisches Eiweiß zu verspeisen. Das gilt vor allem, wenn er stark diabetesgeschädigt ist. Er kann so erreichen, daß Folgeschäden gestoppt oder sogar gänzlich vermieden werden. Ein unbeschwertes Leben — auch nach Schäden, die möglicherweise durch übermäßigen Konsum tierischen Eiweißes verursacht wurden — ist möglich. Rezepte einer frischkostreichen Vollwertkost, wie in diesem Kapitel beschrieben, werden unter „Diätfahrpläne" alternativ aufgezeigt.

Diabetes erfolgreich behandeln

Den wichtigsten Schritt zur Behandlung von Diabetes haben Sie, der Leser dieses Buchs, bereits getan. Sie interessieren sich. Und das ist das wichtigste. Denn wer genau weiß, was in seinem Körper vor sich geht, welche Störungen auftreten, wie sie durch rechtzeitiges Gegensteuern vermieden werden können, hat die Chance wahrgenommen, gar nicht erst krank zu werden. Sollte es dennoch zu einem manifesten Diabetes kommen, haben Sie die Möglichkeit erkannt, wie der Weg zurück zu einem unbeschwerten Leben gefunden werden kann.

Natürlich ist dieses Buch kein Ersatz für die regelmäßige Absprache mit dem Arzt. Aber es kann unterstützen, Behandlungswege aufzeigen, überzeugen, daß Diabetes kein Schicksal sein muß. Das Buch soll aber auch aufklären. Es soll deutlich machen, daß Aufklärung auch Ihnen helfen kann. Erst mit der Einsicht in die notwendige Langzeitbehandlung — und das ist jede Diabetesbehandlung — werden die Bereitschaft zur Zusammenarbeit mit dem Arzt und die Beachtung der notwendigen selbständigen Behandlung möglich. Wie die Behandlung auszusehen hat, entscheidet sich beim Diabetiker nach seinem Stoffwechsel-Zustand. Ihn dem normalen, gesunden Menschen anzugleichen, ihn sogar zu erreichen, ist oberstes Ziel. Denn nur mit einer guten Diabetes-Einstellung ist es möglich, Entgleisungen, wie Koma oder Unterzuckerung, und Folgeschäden, wie Arteriosklerose oder Herzinfarkt zu vermeiden.

Vom Nutzen einer guten Diabetes-Einstellung

Das beste, was ein Diabetiker erreichen kann, ist die völlige und dauerhafte Wiederherstellung seines gestörten Zuckerstoffwechsels. Das wäre dann der Fall, wenn ein Diabetiker

— seine normale Leistungsfähigkeit erreicht,
— sich körperlich und seelisch wohlfühlt,
— sich familiär, gesellschaftlich und beruflich keine Einschränkungen
  auferlegen muß,
— mit einer normalen Lebenserwartung rechnen darf.

Das setzt Blutzucker- und Harnblutzuckerwerte voraus, die sich in den
Bereichen bewegen, wie sie beim nicht-stoffwechselgestörten Menschen zu finden sind. Das heißt aber auch, keine Beschwerden, wie
übermäßigen Durst, stärkeres Wasserlassen, Schwächegefühle oder
Nervenschmerzen zu haben. Sollten diese und die bereits früher beschriebenen Beschwerden auftreten, so ist das ein sicheres Zeichen
für eine falsche Einstellung. Wird die Stoffwechselentgleisung besei-
tigt, sind auch ihre Symptome verschwunden.

Ganz besonders muß auch hier wieder auf ein vernünftiges Gewicht
hingewiesen werden. Von etwa 1,5 Millionen erkannten Diabetikern der
Bundesrepublik sind rund 90 Prozent übergewichtig! Würden sie sich
auf ein normales Gewicht bringen, könnten sie möglicherweise auf Tabletten zur Diabetesbehandlung verzichten. Es wäre sogar möglich,
fettsüchtige insulinspritzende Diabetiker nach einem dauerhaften Gewichtsverlust ohne Insulin nur mit Diät und Tabletten oder nur mit Diät
zu behandeln. Auch kann die Umstellung von Tabletten auf eine Insulinbehandlung verzögert oder gar vermieden werden. Dazu gehört die
Bereitschaft, Ernährungs- und Gewichts-Grundregeln auch dann konsequent zu beachten, wenn sich ihr Nutzen erst in Zukunft herausstel-
len wird. Darin liegt die besondere Schwierigkeit: Man muß einsehen,
daß heute schon etwas getan werden muß, was sich erst in weiter Fer-
ne als vorteilhaft herausstellt.

Die richtige Diabetes-Einstellung

Die nachfolgende Tabelle zeigt Richtwerte für eine gute Einstellung
auf. Neben den Blut- und Harnzuckerbestimmungen sowie der Azeton-
untersuchung sollte jährlich auch eine Bestimmung der Blutfette vorgenommen werden.

Richtwerte für die gute Diabetes-Einstellung

Patienten, die mit Diät allein oder zusätzlich mit blutzuckersenkenden Tabletten behandelt werden

	gute Einstellung	ungenügende Einstellung
Blutzucker nüchtern	bis 120 mg/100 ml	über 150 mg/100 ml
Blutzucker nach dem Essen	bis 150 mg/100 ml	über 200 mg/100 ml
Harnzucker- ausscheidungen in 24 Stunden	nicht festzustellen	über 5 Gramm
Azeton im Harn	nicht festzustellen	negativ/positiv
Cholesterin	bis 230 mg/100 ml	über 300 mg/100 ml
Triglyceride (Neutralfette)	bis 150 mg/100 ml	über 200 mg/100 ml

Patienten, die mit Diät und Insulin behandelt werden

	gute Einstellung	ungenügende Einstellung
Blutzucker nüchtern	bis 140 mg/100 ml	über 170 mg/100 ml
Blutzucker nach dem Essen	bis 180 mg/100 ml	über 250 mg/100 ml
Harnzucker- ausscheidung in 24 Stunden	bis 10 Gramm	über 25 Gramm
Azeton im Harn	nicht feststellbar	negativ/positiv
Cholesterin	bis 220 mg/100 ml	über 300 mg/100 ml
Triglyceride (Neutralfette)	bis 150 mg/100 ml	über 200 mg/100 ml

Wichtig: Ohne normales Körpergewicht gibt es — auch bei normalen Laborwerten — keine gute Diabetes-Einstellung!

Blutzucker-Umrechnungstabelle

Die Umrechnung der Blutzuckerwerte von „mg/100 ml" (Milligramm in 100 Milliliter) auf „mmol/l" (Millimol pro Liter)

mg/100 ml	ent-spre-chen mmol/l	mg/100 ml	ent-spre-chen mmol/l	mg/100 ml	ent-spre-chen mmol/l	mg/100 ml	ent-spre-chen mmol/l
10	0.56	110	6.11	210	11.7	310	17.2
20	1.11	120	6.66	220	12.2	320	17.8
30	1.65	130	7.22	230	12.8	330	18.3
40	2.22	140	7.77	240	13.3	340	18.9
50	2.78	150	8.33	250	13.9	350	19.4
60	3.33	160	8.88	260	14.4	360	20.0
70	3.89	170	9.44	270	15.0	370	20.5
80	4.44	180	9.99	280	15.5	380	21.1
90	5.00	190	10.55	290	16.1	390	21.6
100	5.55	200	11.10	300	16.7	400	22.2

Eine gute Einstellung, das muß noch einmal erwähnt werden, ist nur möglich bei normalem Körpergewicht. Berücksichtigt werden muß auch, daß Werte etwas großzügiger ausgelegt werden sollten, wenn es sich um besonders instabile insulinspritzende Patienten handelt. Das sind meist Kinder und Jugendliche. Bei ihnen sollte aber immer auf eine Normalisierung des Stoffwechsels hingearbeitet werden.

Auf die Blutzuckerwerte wird auch noch in dem Kapitel „Schweregrade des Diabetes" eingegangen.

Zurück zur gesunden Ernährung — das ist Diät

In den vergangenen Jahrtausenden hatten Diabetiker nur eine Chance: Sie konnten mit besonderer Ernährung die Stoffwechselentgleisung behandeln. Als dann das Insulin entdeckt wurde, glaubten Mediziner zunächst, von nun an könne auf jede Diät verzichtet werden. Schon bald mußten sie ihren Irrtum erkennen. Der amerkanische Diabetesarzt Professor E.P. Joslin forderte bereits Anfang des Jahrhunderts, daß die Lebensweise des Diabetikers auf seinen gestörten Stoffwechsel abgestimmt sein müsse. Dazu gehörten neben dem Insulin auch die Diät und körperliche Betätigung.

Bjs heute hat sich daran kaum etwas geändert. Mit einer allerdings wesentlichen Ausnahme: Diät, das heißt heute nicht mehr hungern, ausgeschlossen sein von schmackhafter Kost. Sie bedeutet heute eine gezielte Überwachung dessen, was man zu sich nimmt, essen, was auch der Normalbürger als gesunde Kost zu sich nehmen sollte. Für den Diabetiker kommt noch eines hinzu: Er kann sich mit der eigentlich normalen Kost von Begleiterscheinungen seiner Stoffwechselstörung frei machen. Damit er den Nutzen einer richtigen Diät erkennt, muß zunächst einmal Grundsätzliches über Nährstoffe und ihre Aufgaben gesagt werden.

Kleine Ernährungslehre

Jede Maschine, die Arbeit verrichten soll, ist auf die Zuführung von Energie angewiesen. Beim Auto ist es das Benzin, bei der Kaffeemaschine der Strom, die Dampfmaschine braucht Kohle. All das allein genügt aber noch nicht, die Funktion von Maschinen zu gewährleisten. Da müssen Lager geschmiert, Teile gekühlt, Abläufe programmiert werden.

Ähnlich, wenn auch weit komplizierter arbeitet der menschliche Organismus. Er ist ständig darauf angewiesen, Energie und chemische Substanzen zugeführt zu bekommen. Das alles liefert ihm die Nahrung. Sie soll den Bedarf an all den Stoffen decken, die unser Körper für Wachstum, Erhaltung und Stoffwechsel braucht. Er benötigt sie für körperliche und geistige Leistung, für eine kontinuierliche Körperwärme und als Ersatzstoffe für durch Verschleiß zugrundegegangene Körperbestandteile.

Unentbehrlich sind dabei die Nahrungsbestandteile Eiweiß, Fett und Kohlenhydrate, Vitamine und Mineralstoffe. Welche Nahrungsbestandteile den Nährstoffbedarf decken, ist dabei unwichtig.

Die unterschiedlichen Ernährungsarten verschiedener Völker beweisen das. Ob wir Europäer uns mit Kartoffeln und Fleisch, die Asiaten mit Reis, oder die Eskimos mit Fisch ernähren — alle können damit leben. Das zeugt davon, daß trotz unterschiedlichster Nahrung die Nährstoffe immer in ausreichender Menge vorhanden sind. Daher kann sich jeder Mensch auf der ganzen Welt mit jeder Kostform ernähren. Voraussetzung ist allerdings die richtige Wahl.

Den größten Anteil haben in der Welt stärke- also kohlenhydratreiche Grundnahrungsmittel. Ob nun Weizen oder Knollen, Roggen oder Früchte, Reis oder Wurzeln — keines dieser Nahrungsmittel hat Vor- oder Nachteile. Eventuelle Nährstoffdefizite werden dann durch andere Nahrungsmittel ausgeglichen. Ist beispielsweise der eiweißarme Mais das Grundnahrungsmittel, so muß er durch tierisches oder pflanzliches Eiweiß ergänzt werden. Da nicht die Nahrungsmittel selbst, sondern die in ihnen enthaltenen Nährstoffe für die richtige Ernährung maßgeblich sind, ist es auch wenig sinnvoll, bestimmten Nahrungsmitteln einen ausgesprochen positiven oder negativen Status zu geben.

Der Bedarf an Energie und Nährstoffen

Den Bedarf an Energie für Wachstum, Erhaltung der Körpertemperatur sowie jede Art von Arbeit für Stoffwechselleistungen deckt der Körper aus der Verbrennung der Nährstoffe Fett und Kohlenhydrate. Er kann das auch aus Eiweiß, das aber grundsätzlich andere Aufgaben im Körper zu erfüllen hat.

Wie bei anderen Verbrennungsvorgängen findet auch im Körper eine Vereinigung von Kohlenstoff und Wasserstoff mit Sauerstoff statt. Während aber Kohle oder Öl plötzlich unter Flammen verbrennen, findet die Verbrennung von Nährstoffen im Körper langsam und in vielen Stufen statt.

Die freiwerdende Energie wird über den Stoffwechsel für den Betrieb des Körpers nutzbar gemacht. Und ähnlich wie im Ofen werden Endprodukte, wie Kohlendioxyd und Wasser, mit der Atmung über die Lunge oder durch Niere und Darm ausgeschieden. Die freiwerdende Wärme wird in Kalorien (heute Joule) gemessen. Fett hat 9,3 Kalorien je Gramm, Kohlenhydrate und Eiweiß je 4,1 Kalorien je Gramm. Das international gebräuchliche Joule kann folgendermaßen umgerechnet werden: 1 (Kilo-) Kalorie entspricht 4,184 (Kilo-) Joule. Der Einfachheit halber wird alles nur in Kalorien ausgedrückt obwohl Kilokalorien gemeint sind.

Beim Energiebedarf des Menschen werden zwei Arten von Energieumsatz unterschieden: Einmal der Grundumsatz, mit dem die Energiemenge bezeichnet wird, die selbst bei völliger Ruhe notwendig ist. Zum anderen gibt es den Arbeitsumsatz, das ist der zusätzliche Energiebedarf, der für jede Art der körperlichen Betätigung benötigt wird. Wie der tägliche Energiebedarf aussieht, haben Wissenschaftler errechnet. Ob die Energiezufuhr tatsächlich erforderlich ist, richtet sich auch nach dem Körpergewicht. Übergewichtige Menschen sollten aus bereits beschriebenen Gründen energieliefernde Nahrungsmittel einschränken.

Tägliche Nährstoffzufuhr

	Energie		Nährstoffe		Mineralstoffe		
	kcal männlich/ weiblich	kJ männlich/ weiblich	Protein g je kg/ Körper- gewicht männlich/ weiblich	Essentielle Fettsäuren g	Natrium g	Kalium g	Calcium mg männlich/ weiblich
Erwachsene	2600/2200	10900/ 9200	0,9	10	2—3	2—3	800/700
Säuglinge							
0— 6 Monate	600	2500	2,5	2	0,1—0,3	0,3—1,0	500
7—12 Monate	900	3800	2,2	3	0,1—0,3	0,3—1,0	500
Kinder							
1— 3 Jahre	1200	5000	2,2	4	1—2	1—2	600
4— 6 Jahre	1600	6700	2,0	5	1—2	1—2	700
7— 9 Jahre	2000	8400	1,8	6	1—2	1—2	800
10—12 Jahre	2400/2100	10000/ 8800	1,5/1,4	7	1—2	1—2	1000/900
13—14 Jahre	2700/2400	11300/10000	1,5/1,4	9	1—2	1—2	1000/900
Jugendliche							
15—18 Jahre	3100/2500	13000/10500	1,2/1,0	10	1—2	1—2	900/800
Schwangere ab 6. Monat	2600	10900	1,5	10	2—3	2—3	1200
Stillende	2800	11700	0,9	12	2—3	2—3	1200

Die für Erwachsene angegebenen Werte gelten für 25jährige mit vorwiegend sitzender Tätigkeit (Leichtarbeiter).
Für andere Berufsschweregruppen sind folgende Zuschläge erforderlich:
Mittelschwerarbeiter   600 kcal/2500 kJ
Schwerarbeiter   1200 kcal/5000 kJ
Schwerstarbeiter   1600 kcal/6700 kJ

Bei den Nährstoffen unterscheidet man energieliefernde und nicht energieliefernde Stoffe. Als Energielieferanten gelten Fett, Kohlenhydrate und Eiweiß. Vitamine und Mineralien fallen nicht darunter. Weiter wird zwischen lebenswichtigen, funktionell wichtigen und austauschbaren Nährstoffen unterschieden.

Daß man ohne lebenswichtige Nährstoffe nicht leben kann, ist leicht vorstellbar. Auf sie kann allerdings für kurze Zeit verzichtet werden, da der Organismus über eigene Reserven verfügt. Hierzu zählen Eiweiß, fast alle Vitamine und zahlreiche Mineralstoffe.

Es hängt also von den körpereigenen Vorräten ab, wann es zu Mangelerscheinungen oder gar zum Tode kommt. Funktionelle Störungen machen sich beim Mangel von Nahrungsmitteln bemerkbar, deren Fehlen zwar nicht lebensbedrohlich ist, sich aber in Stoffwechselstörungen oder Erkrankungen ausdrückt. Das kann ein Mangel an Ballaststoffen sein, die den Darm in seiner Funktion erhalten. Weitgehend austauschbar sind die Energielieferanten Fett und Kohlenhydrate. Für Eiweiß gilt das nur beschränkt.

Die wichtigen Nährwertträger

Fette

Es hängt von der Temperatur ab, ob ein Fett als Öl oder festes Fett vorliegt. Der Schmelzpunkt wird jedoch von Art und Menge des Anteils ungesättigter Fettsäuren bestimmt. Deshalb ist Öl bereits bei Zimmertemperatur flüssig. Nun kann gesagt werden, daß ein hoher Schmelzpunkt (besonders oberhalb von 37 Grad) das Produkt schwerer verdaulich macht als ein Fett mit niedrigem Schmelzpunkt.

Es wird unterschieden zwischen gesättigten und ungesättigten Fettsäuren, die vom Körper auch selbst gebildet werden können, und hochungesättigten Fettsäuren, die von außen zugeführt werden müssen. Diese Fettsäuren werden daher auch essentiell, lebenswichtig, genannt. Es ist bekannt, daß verschiedene Gefäßkrankheiten und Herzleiden bei der Aufnahme von gesättigten Fettsäuren verstärkt auftreten. Dagegen können ungesättigte Fettsäuren genau das Gegenteil bewirken.

In diesem Zusammenhang sei erwähnt, daß viele Fette nicht sichtbar sind. Während wir Butter, Margarine, oder Öl und Speck als klar fetthaltig erkennen, bleiben uns die Fette in Fleisch, Wurst, Eiern, Milch oder Nüssen verborgen.

Erwähnt werden muß auch, daß Fette auch Vitamine enthalten können.

Kohlenhydrate

Die meisten Kohlenhydrate werden aus pflanzlichen Produkten geliefert. Brot, Mehl, Kartoffel, Reis, Obst und Gemüse sind die wichtigsten Lieferanten. Diese Lebensmittel enthalten zusammengesetzten Zucker und Mehrfachzucker. (Mono- und Polysaccharide). „Reine" Kohlenhydrate sind Zucker wie Trauben- und Fruchtzucker. Zusammengesetzte Zucker sind Rohrzucker, Malzzucker und Milchzucker.

In der Nahrung findet man vor allem diese zusammengesetzten Zucker sowie Stärke.

Stärke kann vom Körper nur aufgenommen werden, wenn sie vorher in Mund, Magen und Darm in ihre Bausteine — leicht löslicher Zucker — aufgespalten wird. Nun könnte angenommen werden, es sei unerheblich, ob Stärke oder Rohrzucker verzehrt wird. Dem ist aber nicht so. Der aus Stärke oder stärkehaltigen Lebensmitteln im Verdauungsprozeß entstehende Zucker wird langsamer in den Körper aufgenommen. Er kann also auch langsamer im Stoffwechsel verarbeitet werden. Das ist für den Diabetiker weitaus günstiger als der rasch in die Blutbahn aufgenommene Frucht- oder Traubenzucker. Daher sind diese Arten von Zucker — dazu zählt auch der Haushaltszucker — für Diabetiker nicht geeignet.

Eiweiß

Der Fachmann nennt Eiweiß „Protein". Das Wort stammt von dem griechischen „Proton" und bedeutet soviel wie das Erste, das Wichtigste. Mit dem Eiweiß ist keinesfalls das Weiße des Hühnereis, das Eiklar, gemeint. Hier handelt es sich vielmehr um die Aminosäuren, Bausteine, die für den Aufbau körpereigener Substanzen wichtig sind. Der unterschiedliche Gehalt an Aminosäuren ist verantwortlich für den unterschiedlichen Nahrungswert verschiedener Eiweiße. Es gibt im Körper Aminosäuren, die er nicht selbst herstellen kann. Sie müssen mit der Nahrung aufgenommen werden. Eine gewichtsreduzierende Kost muß daher, wenn sie fett- und kohlenhydratarm ist, reichlich Eiweiß enthalten. Andernfalls sammelt der Körper Wasser an, Muskelschwund und Mattigkeit treten ein.

Normalerweise besteht die tägliche Eiweißzufuhr zur Hälfte aus tierischem Eiweiß. Fleisch, Fisch, Eier und Milch sind die Lieferanten. Die andere Hälfte wird mit pflanzlichen Proteinen, beispielsweise Getreideprodukten, Kartoffeln und Gemüsen, gedeckt.

Zuviel Eiweiß belastet den Stoffwechsel. Er sollte vermieden werden. Beim Diabetiker ist — wie bereits geschildert — vor allem wegen der Folgeschäden die Drosselung von tierischem Eiweiß angebracht.

Mineralstoffe
Zum Aufbau von Knochen und Zähnen, aber auch für den Stoffwechsel sind Mineralstoffe wichtig. Sie sind die Bausteine für Hormone und Enzyme. Unterschieden werden Mineralstoffe, die in Gramm gemessen werden, sowie Spurenelemente, die in Milligramm vorhanden sein sollten. In welchen Mengen und worin Mineralstoffe enthalten sind, erläutern die Tabellen.

Vitamine
Ähnlich wie bestimmte Eiweiße vom menschlichen Körper nicht selbst produziert werden können, verhält es sich bei den Vitaminen. Sie sind aber lebenswichtig und müssen daher über die Nahrung aufgenommen werden. Sie werden allerdings nur in ganz geringen Mengen gebraucht und spielen daher für die Energiegewinnung keine Rolle. Ihre Bedeutung liegt vielmehr im Zellstoffwechsel. Hier können sie Stoffwechselvorgänge entweder beschleunigen oder erleichtern.

Bei den Vitaminen werden zwei Arten unterschieden: die fettlöslichen — A, D, E und K — sowie die wasserlöslichen, alle Vitamine des B-Komplexes und Vitamin C!

Fettlösliche Vitamine können im Körper gespeichert werden; man kann also einige Zeit ohne Nachschub von Reserven leben. Die meisten wasserlöslichen Vitamine können nur für wenige Tage entbehrt werden, sie müssen also ständig zugeführt werden.

Vitamin B
Als B-Vitamine werden eine Reihe von chemisch und physikalisch unterschiedlichen Substanzen zusammengefaßt, deren Gemeinsamkeit darin besteht, daß sie fast alle in den äußeren Schichten des Getreides vorkommen. Sie gehen deshalb beim Ausmahlen verloren.

Die Besonderheit von Vitamin B 1
Um Zucker und Stärke, die Hauptvertreter der Kohlenhydrate, im Körper in Energie umzuwandeln, ist Vitamin B erforderlich. Besonders das Vitamin B1. Dieses Vitamin war vor rund 100 Jahren in ausreichender Menge in den Nahrungsmitteln enthalten. Getreide war der Hauptlieferant von Vitamin B1. Es sitzt in den Randschichten und im Keim des Korns, das damals als Ganzes zur Herstellung von Brot gemahlen wurde. Ohne daß es uns recht bewußt ist, wurde die Verarbeitung von Weizen, Roggen, Gerste und Hafer radikal geändert. Anstatt ganze Körner zu Mehl zu verarbeiten, wird nur noch der Stärkekern verwendet. Auf Keim und Randschichten wird einfach verzichtet. Der Grund: Mehle aus dem ganzen Korn sind schlechter zu lagern. Um aber größere Vorräte anzulegen, suchte man lange nach Möglichkeiten, Mehl von dem im Keim enthaltenen Öl zu säubern. Denn Öl wird nach einer gewissen Zeit ranzig, das Mehl schlecht. Entfernte man aber nun den Keim und die Randschichten vom Korn, wurde das daraus gemahlene Mehl lagerfähig. Mit diesem scheinbaren Fortschritt erkaufte man sich aber eine große Zahl von Zivilisationskrankheiten, zu denen auch die Zuckerkrankheit gehört. Bis das aber herausgefunden wurde, galten die nur aus dem Stärkekern gewonnenen Auszugsmehle als großartige Entdeckung.

Mit der Zeit machte sich der Wechsel von Vollkornprodukten zu Lebensmitteln aus Auszugsmehl böse bemerkbar. Neben einem permanenten Defizit an Vitamin B1 fehlten auch die im Vollkorn enthaltenen zahlreichen Wirkstoffe. Kurz Vitalstoffe genannt.

Die schlimme Kombination von Auszugsmehlen und Fabrikzucker

Unsere heute gebräuchlichen Brotsorten bestehen überwiegend aus Auszugsmehlen. Als Vitamin B1-Lieferant fallen sie daher aus. Und das ist gesundheitsschädlich. Denn der Verbrauch an Fabrikzucker — also Haushaltszucker — ist in den vergangenen Jahren drastisch gestiegen. Zum Abbau des vitalstoffarmen Fabrikzuckers ist aber Vitamin B1 erforderlich. Deshalb wird Zucker auch als B1-Räuber bezeichnet. Das aufgrund der Auszugsmehle entstandene Defizit an diesem Vitamin wird noch verstärkt.

Wie gefährlich diese Ernährungskombination ist, beweisen Völker, die sie nicht kennen. Bei ihnen gibt es einfach keine Zuckerkranken. Kommen sie aber mit zivilisatorischen Eßgewohnheiten in Berührung, dauert es etwa zwei Jahrzehnte, bis die ersten Zuckererkankungen auftreten.

Für den Diabetiker ist es deshalb Gift, Produkte aus Auszugsmehl kombiniert mit Rohrzucker (oder auch fabrikmäßig hergestelltem Fruchtzucker) zu verzehren.

Ballaststoffe sind sehr wichtig

In der Nahrung sind nicht nur lebenswichtige Bestandteile wie Eiweiß, Kohlenhydrate und Fette sowie Mineralien und Vitamine vorhanden. Sie enthält auch unverdauliche Begleitstoffe, die zwar nicht lebenswichtig, aber für bestimmte Körperfunktionen unerläßlich sind. Hierzu gehören auch die Ballaststoffe.

Früher wurden sie für unnötig gehalten, weil sie nicht löslich waren und wieder ausgeschieden wurden. Inzwischen aber weiß man, daß Ballaststoffe nicht nur für eine geregelte Darmtätigkeit notwendig sind und Stuhlträgheit vorbeugen. Die Verhütung von chronischen Darmleiden bis hin zum Darmkrebs werden ihnen auch zugeschrieben. Für den Diabetiker haben sie aber noch einen weiteren Vorteil: Die Ballaststoffe bewirken eine verlangsamte Aufnahme der Kohlenhydrate aus dem Darm ins Blut. Dadurch kann eine günstigere Diabeteseinstellung erreicht werden. Nützliche Ballaststoffe sind in Vollkornbrot, Weizenkleie, Leinsamen, Gemüse und Obst enthalten.

Einheitsdiäten gibt es nicht

Diätpläne für Diabetiker werden aus der Kenntnis der Nahrungsmittellehre und dem Wissen um die Stoffwechselstörungen des Diabetes erstellt. Jetzt aber anzunehmen, es gäbe für alle Diabetiker eine Einheitsdiät, ist falsch. Für jeden Fall von Diabetes ist ein eigener Ernährungsplan notwendig. Dabei sind verschiedene Gesichtspunkte zu berücksichtigen. Dazu zählen Alter, Körpergröße, Geschlecht, Gewicht und berufliche Tätigkeit. Natürlich ist auch der Grad des Diabetes von Bedeutung.

Das ist auch der Grund, warum in diesem Buch versucht wird, durch eine Vielzahl von Diätfahrplänen — nach täglicher Kalorienmenge gestaffelt — ein breites Angebot an Rezepten und Ernährungsvorschlägen zu bieten. So wird jeder Diabetiker gemeinsam mit seinem Arzt in der Lage sein, die für ihn richtige Kost zusammenzustellen.

Idealgewicht — nicht nur was für Diabetiker

Richtige Ernährung, und darum geht es beim Diabetes als erstes, ist nicht einfach zu definieren. Sie hat sicherlich nichts mit Kostformen zu tun (auch wenn in diesem Buch immer wieder die Rede davon ist). Richtige Ernährung ist das, was den Energiebedarf des Menschen deckt. Sie enthält alle Nährstoffe, die wichtig für die Funktion des Organismus sind, keine Schadstoffe, ist nicht zu reichlich — aber auch nicht dürftig. Ob alles stimmt und dem Energiebedarf des einzelnen angemessen ist, läßt sich leicht an der Waage ablesen: Übergewicht bedeutet eine zu große Energiezufuhr. Für den Diabetiker ist das nicht nur eine lebenswichtige Frage wenn es um Alter und Wohlbefinden geht. Seine Ernährung, sein Gewicht bestimmen Behandlung und Lebenslauf, machen ihn zum Kranken oder nur diätetisch lebenden Menschen.

Vor allem für den Typ II-Diabetiker ist die richtige Behandlung die Reduzierung des Gewichts. Denn Übergewicht fördert nicht nur die Stoffwechselstörung, sie verhindert auch die richtige Einstellung. Hinzu kommen zusätzliche Risikofaktoren, wie Kreislauf- und Gefäßerkrankungen, Gelenkanomalien oder Augenschäden. Daß dies alles mit Gewichtsproblemen einhergeht, mag zunächst nicht einleuchten, wurde aber an anderer Stelle des Buches bereits beschrieben.

Es ist nur zu natürlich, wenn nun die üblichen Erklärungen kommen, daß man einen besonders „schweren" Körperbau habe, in der Familie schon immer alle „stattlich" gewesen seien, oder „schwere" Knochen habe. Auch wird die gute „Futterverwertung" häufig für ein Zuviel an Pfunden entschuldigend angegeben. Damit sollte es aber auch genug sein.

Der schwere, stattliche Körperbau ist weiter nichts als ein Hinweis auf die seit Generationen üblichen falschen Eßgewohnheiten. Der Knochenbau wiegt bei großen und kleinen Menschen gleich viel, nämlich etwa acht bis zehn Kilogramm. Und wer „Futter" besser oder schlechter verwertet — darüber haben Wissenschaftler noch keine gesicherten Erkenntnisse.

Eindeutig ist aber: Wer zuviel ißt und trinkt, nimmt zu. Abnehmen kann nur der, der weniger ißt und trinkt als er verbraucht. Und verbrauchen, das tut nur der, dem die tägliche Arbeit auch wirklich körperlich noch zu schaffen macht. Doch bei wem ist das heute noch der Fall? Die Schwerstarbeit wurde immer mehr von Maschinen erledigt, die Leichtarbeit nahm im gleichen Maße zu.

Kalorien und Übergewicht		
100 Kalorien täglich zuviel das sind zum Beispiel:	führen zur Gewichtszunahme	
1 Glas Bier, 0,2 Liter	nach 1 Jahr	3,6 kg
oder 1 großer Apfel	nach 5 Jahren	18 kg
oder 1 Scheibe Brot	nach 10 Jahren	36 kg
	nach 20 Jahren	72 kg

So veränderte sich der Energiebedarf in den vergangenen 100 Jahren				
Arbeit	Kalorien-Bedarf	1882	1950	1970
Leichtarbeiter	2400	21%	58%	66%
Mittelschwer-arbeiter	3000	39%	21%	25%
Schwerarbeiter	3000—3500	26%	16%	8%
Schwerstarbeiter	mehr als 4000	14%	5%	1%

Aber auch andere Verzehrgewohnheiten haben zugenommen. Der Verbrauch an Getränken, vor allem Alkohol ist ständig angewachsen. Wenn man sich vor Augen hält, daß gleich nach Fett (1 Gramm enthält 9,3 Kilokalorien) Alkohol als schwerwiegender Kalorienträger kommt (1 Gramm enthält 7,3 Kalorien), braucht nicht lange nach „Entschuldigungen" für Übergewicht gesucht werden. Es gibt noch weitere Gründe.

Neben der mangelnden Bewegung am Arbeitsplatz fehlt auch die Bewegung im häuslichen Bereich. Ein Büroangestellter verbraucht während des Tages etwa 1000 Kalorien. Um ein Glas Bier im Körper zu „verbrennen", müßte er aber etwa 20 Minuten Spazierengehen, oder 12 Minuten Schwimmen oder 20 Minuten Kegeln. Und wer nimmt nach dem Streß des Tages nicht mal schnell ein oder auch mehrere Bierchen zu sich?

Erkenntnisse von Verhaltensforschern wiesen auf einen weiteren Umstand hin. Sie fanden heraus, daß sich der Schlanke nach Körpersignalen richtet, die ihm sagen, wann er satt ist. So unterbleibt eine unnötige Zufuhr an Energie. Beim Übergewichtigen aber kommt der Appetit während des Essens. Er bekommt aufgrund einer gestörten Signalgebung nicht gesagt, daß sein Körper nun genug Energie zu sich genommen habe. Er ißt weiter, nimmt weiter zu.

Hier gilt es, einen festen Plan einzuhalten, der das Übergewicht reduzieren kann. Verhaltensforscher Dr. Pudel hat diese Leitsätze schon vor langer Zeit so zusammengestellt, daß daraus folgendes zu lernen ist:

— Essen und Trinken darf nur unter Gegebenheiten stattfinden, die der Übergewichtige selbst bestimmt.
— Was seinen Appetit anregt, wird vermieden.
— Langsames Essen kann erlernt werden und reduziert die Nahrungsmenge.
— Es wird nicht ungeplant gegessen.

Im einzelnen sehen die Leitsätze, die für den Übergewichtigen von allgemeiner, für den übergewichtigen Diabetiker aber von besonderer Bedeutung sind, so aus:

Er sollte nicht nur kalorienarm, sondern nach bestimmten Diätregeln leben, die sich aus einer kalorienreduzierten Mischkost ergeben. Für ihn ist es nicht nur wichtig, Kalorien zu sparen oder zu verbrauchen, seine Kost soll sich an seiner besonderen Stoffwechselsituation orientieren. Daher reicht eine einfache, mitunter schnell wirkende Extrem-Diät nicht aus. Denn sie verändert nicht das Ernährungsverhalten, sondern führt nur zu kurzem Erfolg mit möglicherweise anschließenden gesundheitlichen Schäden.

Somit ist es auch nicht genug, nur Kalorien zu zählen. Für den Diabetiker ist es wichtig, genau über seine gewichtsreduzierende und gesundheitsbewahrende Kost Bescheid zu wissen. Und nur wenn er sich daran hält, können Insulin oder auch Tabletten mitunter zum notwendigen Übel einer vergangenen Zeit gehören.

Der große Unterschied: Vitalkost und Zivilisationskost

Ohne Zweifel sind es zivilisatorische Ernährungsmöglichkeiten und Eß-gewohnheiten, die den Diabetes gefördert haben. Auszugsmehle ohne ihre von der Natur mitgegebenen Vitamine, raffinierter Zucker, dessen Verbrauch sich innerhalb der vergangenen 50 Jahre um das Zwanzigfache gesteigert hat, überfordern den menschlichen Organismus, enthalten ihm wertvolle Nährsubstanzen vor.

Und genauso wie der Zuckerverbrauch stieg, vergrößerte sich im fast gleichen Verhältnis die Zahl der Diabetiker. Da es sich hier um ein Generationsproblem handelt, ist es kaum verwunderlich, daß die Zahl der jugendlichen Diabetiker — aufgrund der Ernährungssünden der Vorfahren — rapide ansteigt. Heute verzehrt jeder Bundesrepublikaner täglich etwa 150 Gramm Haushaltszucker. Das sind rund 55 Kilogramm jährlich. Nun darf dabei nicht unberücksichtigt bleiben, daß es Menschen gibt, die weitaus weniger Zucker verzehren, als hier statistisch angenommen. Das bedeutet aber auch, daß andere Menschen dieser süßen Verführung erheblich mehr erliegen als statistisch als Mittelwert ausgewiesen wird.

Nehmen wir an, daß Ernährungswissenschaftler recht haben, die sagen, 60 Gramm Zucker täglich seien unbedenklich, dann wird in der Bundesrepublik von jedem Bürger rein statistisch täglich mehr als das Doppelte an Zucker verspeist. Daß dies dann nicht unbedenklich ist, weisen die Zahlen der an Zivilisationskost erkrankten Menschen aus. Sie erleiden Herzinfarkte, bekommen Gallensteine und Arteriosklerose, leiden an Übergewicht — oder auch Diabetes.

Die Ursache ist also eindeutig. Daß sich die Krankheiten nicht bei jedem falsch ernährten Menschen einstellen, liegt an der persönlichen Veranlagung. Der Diabetiker ist aber häufig durch seine erbliche Vorbelastung besonders gefährdet. Dieser Erbfehler muß nicht zwangsläufig zur Zuckerkrankheit führen. Er wird dann aber bedeutend, wenn bei der Ernährung weiter gesündigt wird. Auszugsmehle und Fabrikzucker bedeuten eine Reizung der Bauchspeicheldrüse. Denn jedes kohlenhydrathaltige Lebensmittel löst die Ausschüttung von Insulin aus. Diese Reizung mit heute üblichen Nahrungsmitteln ist für den menschlichen Organismus unnatürlich. Die Bauchspeicheldrüse wird über Gebühr belastet. Das mag eine Zeitlang gut gehen. Aber irgendwann im Laufe der Jahrzehnte ermüden die Langerhans-Inseln. Sie verringern oder stellen sogar ganz die Produktion von Insulin ein. Die Folge: Diabetes.

Eine besondere zivilisationsbedingte Streßsituation für die Bauchspeicheldrüse ist der Verzehr von Kuchen. So herrlich er auch munden mag, seine Zutaten sind absolut geeignet, Diabetes zu fördern. Er besteht aus Auszugsmehl und enthält viel Zucker. Daß der Zucker die Bauchspeicheldrüse rund achtmal mehr belastet als die gleiche Menge an Auszugsmehl, macht die Wirkung von Fabrikzucker noch deutlicher. Um als Diabetiker ein normales Leben zu führen, um als Zivilkostgeschädigter vielleicht wieder zurück zu einem beschwerdefreien Alltag zu finden, ist die Erlernung von vitalen Eßgewohnheiten notwendig. Sie können nicht nur dem Diabetiker zu einem normalen Leben verhelfen, sondern auch anderen Menschen gesundheitliche Ärgernisse ersparen.

Vergnügen und Verdruß

An dieser Stelle soll mal nicht von den bekannten medizinisch unterstützten Regeln der Ernährungslehre für Diabetiker die Rede sein. Sie werden an anderer Stelle des Buches eingehend geschildert. Je nach Schweregrad des Diabetes ist die übliche Diät mit dem Zählen von Broteinheiten berechtigt. Das muß dann aber nicht sein, wenn der Diabetiker die hier ausführlich behandelte vitalstoffreiche Vollwertkost berücksichtigt. Mit ihr kann der insulineinheitenzählende Alltag nicht nur erleichtert werden, auch der Gebrauch von Insulin kann sogar verringert werden.

Auf dem Weg zum normalen Alltag sollte der Diabetiker mit seiner Kost viel Vollkornprodukte zuführen. Die Brotmenge spielt dann zumindest bei den leichteren Formen des Diabetes keine Rolle. Unwichtig ist auch, ob das Mehl für diese Brotprodukte gröber oder feiner gemahlen wurde. Seine Bedeutung beruht auf der Tatsache, daß es noch alle Vitalstoffe enthält, um den heute chronischen Mangel des Zuckerräubers Vitamin B1 zu verringern.

Kein Diabetiker sollte sich von Farbbezeichnungen bei den verschiedenen Brotsorten irreführen lassen. Was in der einen Region Schwarzbrot heißt, wird woanders Graubrot genannt. Entscheidend ist für die Vitalkost, daß dem Mehl weder Keime oder äußere Schichten des Korns entzogen wurden. Es ist durchaus möglich, daß ein helles Weizenschrotbrot weitaus vitalstoffreicher und damit geeigneter ist als ein dunkles aber entkeimtes Schwarzbrot. Farbe — und das wird jeder Bäcker bestätigen — ist im allgemeinen eine Frage der Backhitze und Backdauer.

Irreführend kann auch die Feinheit des Mehls sein. Sie allein sagt nichts über den Mehlgehalt aus. Ein grob strukturiertes Brot muß nicht ein Vollkornbrot sein, wie es den Anschein hat. Dagegen kann ein feinmehliges Brot durchaus aus Vollkornmehl hergestellt sein.

Ein bedeutender Unterschied ist es, die Broteinheit (BE) nach Vollkornprodukten oder Auszugsmehl-Lebensmitteln zu bemessen. Von Vollkornbrotprodukten kann der Diabetiker etwa ein Drittel mehr essen als von anderen Brotwaren, ohne dadurch seinen Kohlenhydrat-Stoffwechsel stärker zu belasten.

Frischkost ist eigentlich nicht nur eine Empfehlung an den Diabetiker. Jeder Gesunde sollte nach den Erkenntnissen der Ernährungswissenschaft seine Nahrungsmenge zu einem Drittel aus unerhitzten Lebensmitteln zu sich nehmen. Für den Diabetiker ist sogar besser, noch größere Mengen naturbelassener Kost zu verzehren. Mineralien und wasserlösliche Vitamine werden so dem Körper in ausreichender Menge angeboten.

Empfehlenswert ist es, wegen der unterschiedlichen Mineralstoffanteile der Pflanzen bei der Auswahl der Mahlzeiten darauf zu achten, daß sich der Anteil der unter der Erde gewachsenen Pflanzen und der über dem Boden gezogenen Produkte die Waage zu halten. Daß sich der Obstanteil nach Schweregrad des Diabetes richtet, braucht nicht besonders hervorgehoben zu werden.

Um Frische geht es auch bei einem Gericht, das die Vollkornkost ergänzen soll. Hitze zerstört wertvolle Nahrungsbestandteile. Das ist auch bei Vollkornwaren nicht anders. Vitalstoffe gehen verloren. Sie sollten dann durch Frischkorngerichte ersetzt werden. Etwa drei Eßlöffel eines Frischkorngerichts — wie es unter Diätfahrplänen beschrieben wird — reichen aus, um einen Ausgleich zu schaffen.

Zum Verzehr von Fetten ist schon an anderer Stelle einiges gesagt worden. Es muß betont werden, daß Butter und kaltgeschlagene Öle wegen ihrer wasserlöslichen Vitamine (Vitamin B-Komplex und Vitamin C) und der ungesättigten Fettsäuren (siehe auch unter Fette) zur Vitalkost gehören. Bei eiweißhaltiger Kost sind tierische Eiweiße wenn möglich zu vermeiden. Pflanzliche Eiweiße haben den Vorzug. So kann Spätfolgen, wie Gefäßschäden usw., vorgebeugt werden.

Zu den Speisen, die ebenfalls nach den Regeln der Vitalkost gemieden werden sollen, gehören alle Produkte aus Auszugsmehlen. Nudeln und Teigwaren aus weißem Mehl, Brötchen, Kuchen, Grau- und Weißbrot und auch Zwieback zählen ebenfalls dazu. Reis gehört dann nicht auf den Speiseplan des Diabetikers, wenn er geschält wurde.

Um einen schnellen Blutzuckeranstieg zu vermeiden, sind Säfte aus Obst und Gemüse nicht erlaubt. Sie können so schnell vom Körper resorbiert werden, daß die Blutzuckerkurve nach dem Genuß von Säften steil ansteigt. Außerdem stören Säfte die Verträglichkeit von Vollkornprodukten und Frischkost.

Rohes Obst ist in kleinen Mengen nach Maßgabe des Arztes gestattet. Fabrikzucker ist grundsätzlich nicht erlaubt. Fette, die durch ihre Verarbeitung, wie Härtung oder Bleichung, Vitamine und ungesättigte Fettsäuren verloren haben, sind ebenfalls nicht empfehlenswert. Zu dieser Gruppe zählen die gewöhnlichen Haushaltsöle und auch Margarine.

Wer seine Diät auf diese Vitalkost abstellt, der kann je nach Schweregrad des Diabetes fast ganz auf Austauschtabellen und die Berechnung von Broteinheiten verzichten. Die Zahl der Nahrungsmittel, deren Mengen bei der Vitalkost beschränkt sind, ist klein. Es handelt sich dabei um Getreideprodukte, Kartoffeln und frisches Obst. Als Faustregel kann hier gelten, daß eine Broteinheit (BE) 30 Gramm eines Vollkornproduktes, 60 Gramm Kartoffeln oder einem mittelgroßen Apfel entspricht.

Auf jede Rechnerei kann der Diabetiker in fast allen Fällen verzichten, wenn er Frischkost zu sich nimmt. Hier gibt es keine Beschränkung. Im Gegenteil: Der Ernährungsexperte Dr. M.O. Bruker (siehe auch Quellenverzeichnis) berichtet davon, daß für Diabetiker, die längere Zeit nur von Frischkost lebten, diese Kostform eine Art Heilkost darstellte, da sich dabei eine ständig zunehmende Besserung der Stoffwechsellage einstellte.

Selbst in schweren Fällen von Diabetes konnte mit Frischkost und vitalstoffreicher Vollwertkost eine so gute Einstellung erreicht werden, daß Insulinspritzen nicht mehr nötig waren.

Natürlich sind solche Erfolge nur dann zu erzielen, wenn der Patient sich strikt an die vorgeschriebenen Ernährungspläne hält.

Es wäre eine Unterlassungssünde, wenn bei der naturärztlichen Behandlung, und darum handelt es sich bei einer Diät aus vitalstoffreicher Vollwertkost (kurz auch Vitalkost genannt), die Hinweise auf Heilpflanzen fehlen würden.

Damit Medikamente und Diäten ihre Wirkung optimal entfalten können, müssen die Körperzellen aufnahmebereit sein. Dieser ernährungsbedingte Reiz auf die Blutgefäße wird nicht nur durch Licht, Luft und Wasser ausgelöst. Körperliche Betätigung und seelische Einstellung sind ebenfalls wichtig. Unterstützt werden kann die Bereitschaft zur Behandlung von Diabetes mit bestimmten Pflanzen, die einen günstigen Einfluß auf Blutzucker und Übersäuerung haben können. Es muß aber betont werden, daß sie nicht Insulin oder Tabletten ersetzen, aber Teil einer naturbestimmten Diät sind, die möglicherweise auf die Menge der Medikamente und die Beseitigung von Komplikationen wesentlich einwirken. Da ist zunächst die Bohnenschale anzuführen. Sie enthält Glykokinine, die den Blutzucker ähnlich wie Insulin senken, nur wesentlich schwächer! Mit Tees aus Bohnenschalen kann vor allem der Allgemeinzustand des Diabetikers günstig beeinflußt werden.

Dazu werden 20 Gramm Bohnenschalen über Nacht in zwei Tassen Wasser angesetzt. Nach etwa acht- bis zehnstündigem Ziehen kurz aufkochen (höchstens fünf Minuten), ziehen lassen und durch ein Sieb laufen lassen. Vom Tee dann ein oder zwei Tassen täglich trinken. Bohnenschalen als Gericht haben eine günstige Einwirkung auf Harnzucker-Ausscheidung und auch auf Azetonvergiftungen.

Geißfußtee kann ebenfalls den Bedarf an Insulin senken — nicht ersetzen! Die Teemischung ist dann wie folgt zu mischen: Herba Galegae und Semen Galegae (beim Apotheker oder in der Drogerie und im Reformhaus erhältlich) werden gemischt. Einen Teelöffel voll mit einem Glas Wasser kalt ansetzen, kurz aufkochen. Dann etwa eine Viertel Stunde ziehen lassen. Dreimal täglich soll der Tee — eine Tasse reicht — vor den Mahlzeiten getrunken werden.

Zusammenfassend sollte am Ende dieses Kapitels über Zivilisationskost und ihre Folgen vor allem im Bezug auf den Diabetiker festgestellt werden:
— Diätetische Maßnahmen sollen mit dem Arzt abgestimmt werden. Auch die hier aufgezeigten Diätregeln und Diätfahrpläne können nicht ohne Rücksprache mit dem Arzt angewendet werden. Sie sollen aber anregen und auf Wege führen, die ein unbeschwertes Leben ermöglichen.
— Diät, das heißt streng aber nicht sklavisch bestimmte Ernährungsgewohnheiten einhalten.
— Das persönliche Wohlbefinden für den Diabetiker ist wichtiger, als genaues Abwiegen und Auszählen von Kohlenhydraten und Broteinheiten. Genauso soll es keinen Zwang bei der Festsetzung der Kalorien geben. All das ist zu erreichen mit vitalstoffreicher Vollwertkost.
— Natürliche Ernährung ist wichtiger als eine besondere Diabetikerkost, die nicht mehr ihrer natürlichen Zusammensetzung entspricht.
— Besonders wichtig ist es, Diabetiker nicht zu überfüttern. Denn ein richtiges Gewicht kann sogar aus der Insulinabhängigkeit führen.

Grunddiät bei vollwertiger Mischkost

Neben der bereits beschriebenen vitalstoffreichen Vollwertkost empfehlen Mediziner die vollwertige und abwechslungsreiche Mischkost.
Beiden ist eines zueigen: Sie soll dem Diabetiker ein unbeschwertes
Leben in seiner Umwelt ermöglichen. Die besondere Ausgewogenheit
an Kohlenhydraten, Fett und Eiweiß ist bei der Mischkost oberstes
Gebot. Broteinheiten müssen gezählt oder Kohlenhydrate addiert und
auf die bis zu sieben Mahlzeiten täglich verteilt werden. Kohlenhydrate
aus bestimmten Nahrungsmitteln sind ohne Einschränkung zu meiden.

Dazu einige grundsätzliche Anmerkungen:
— Rohr- und Rübenzucker, Traubenzucker und Malzzucker einschließlich aller damit hergestellten Nahrungsmittel sind nicht erlaubt.

— Zurückhaltung empfiehlt sich auch bei folgenden Nahrungsmitteln,
die mit natürlichem Trauben-, Rohr- oder Malzzucker versehen sind:
zuckerreiche Weine und Sektsorten, Weintrauben, Honig, Bier, überreife Früchte und Trockenfrüchte.

— Die Höhe der täglich erlaubten Menge an Kohlenhydraten (oder umgerechnet der Broteinheiten) wird mit dem Arzt errechnet.

— Normalerweise sind bei entsprechendem Normalgewicht und geringer körperlicher Tätigkeit zwischen 16 und 20 Broteinheiten (BE) beziehungsweise 192 bis 240 Gramm Kohlenhydrate erlaubt.

— Bei der Insulinbehandlung sowie bei der Tabletteneinnahme sind die
errechneten Kohlenhydratmengen pünktlich und vollständig aufzuneh-
men. Mahlzeiten dürfen nicht einfach ausgelassen werden.

— Die Kohlenhydrate sollten aus Vollgetreideschrot, Vollreis, Vollgetreideflocken, Vollkornbrot, Gemüse und Kartoffeln bestehen. 12 bis 24
Gramm, das sind ein oder zwei Broteinheiten aus Rohobst oder Fruchtsäften sind ebenfalls empfehlenswert.

— Bestimmte Gemüsesorten enthalten Kohlenhydrate, die sich für den
Diabetiker besonders gut eignen: Dazu gehören Blumenkohl, Broccoli,

Chicorée, Gurken, Kohlrabi, Radieschen, Sauerkraut, Tomaten oder Weißkohl. Weitere Gemüsearten sind in den Diätfahrplänen aufgeführt.

— Selbstverständlich sind zum Süßen von Getränken und Speisen nur kalorien- und kohlenhydratfreie Süßstoffe erlaubt. Bemessene Mengen an Zuckeraustauschstoffen dürfen bei Übergewicht nicht verwendet werden.

— Zuckeraustauschstoffe sollten auch bei der Kohlenhydratbezeichnung berücksichtigt werden. Insgesamt sind 50 Gramm täglich, pro Mahlzeit nicht mehr als zehn Gramm zu verwenden.

— Täglich sollten nicht mehr als 50 Gramm Fett in Form von Zubereitungs- oder Streichfett aufgenommen werden. Darunter fallen naturbelassene Kaltpreßöle wie Olivenöl, Sonnenblumenöl, Leinöl, Baumwollsaatöl, Maiskeimöl oder Palmöl.
Aufstrichfett ist sparsam zu verwenden.

— Verborgene Fette meiden. Sie sind besonders in Wurst, fettem Fleisch, fettem Käse oder fetten Backwaren enthalten.

— Damit auch der Eiweißhaushalt stimmt sind Magermilch, ungezuckerte Trink- und Kurmolke, Magerquark und Quark bis zu 30 % i.Tr., fettarme Käsesorten und Sojaprodukte wie auch mageres Fleisch und Fisch erlaubt.

— Getrunken werden darf ohne jede Berechnung Mineralwasser, Bohnenkaffee (ohne Milch und Zucker), schwarzer Tee, Kräutertees.

— Eingeschränkt erlaubt sind trockene Weine und trockene Sektsorten, Diabetiker-Bier und Diabetiker-Fruchtsaftgetränke.

— Ungeeignet und somit verboten sind: Bier, Sekt und Wein wenn zuckerhaltig, Liköre, übliche Limonaden und Fruchtsaftgetränke, Aperitifs und Südweine.

Mag die Liste der Vorschriften und Verbote, des Erlaubten und Empfehlenswerten recht lang und kompliziert erscheinen, so darf doch nicht außer acht gelassen werden, daß ihre Maßgaben nicht nur dem Diabetiker ein höheres Maß an Gesundheit und ein längeres Leben ermöglichen.

Im Grunde handelt es sich auch hier um eine Ernährungstherapie, die als Naturheilverfahren den ganzen Organismus erfaßt und einen geordneten biochemischen Stoffwechsel bewirkt. Die Grunddiät ist daher als Ernährungsbehandlung für Diabetiker gedacht, mit der die Energiezufuhr und die Kohlenhydrate genau auf Nahrungsmittel und -menge abgestimmt werden. Vollwertige Lebensmittel und lebenswichtige Nährstoffe sollen Komplikationen beim Diabetes vermeiden, den Organismus stärken. Für eine Reduktionskost zum Abbau von Übergewicht gelten andere Grundsätze. Die Grunddiät gilt aber nach Erreichen des Sollgewichts für jeden Diabetiker als die richtige Ernährungsmaßnahme.

Vom eigenen Fett leben

Hungern braucht niemand, der eine Diät einhält. Denn Diät bedeutet nichts anderes als eine Ernährungstherapie, die den Zustand des Normal- wie auch Über- oder Untergewichtigen und seine möglichen Krankheitserscheinungen berücksichtigt. Diät, das heißt, eine gesunde Lebensweise anzustreben, fehlerhafte Ernährung, Bewegungsmangel oder Unmäßigkeit auszuschalten. Nahrungsverbrauch und Nahrungsbedarf sowie Nährstoffe werden miteinander verglichen und einander angepaßt. Das ist keine Erfindung der Neuzeit. Bereits in der Antike gab es medizinische Erkenntnisse über die Anwendung der Diät. Natur und geeignete Nahrung waren damals erste Behandlungsempfehlung. Medikamente sollten nur bei starken Krankheitserscheinungen verwendet werden. Für den Diabetiker hat sich seit dieser mehrere Jahrtausende alten Erkenntnis bis heute nichts geändert. Er soll im Fall des für ihn schädlichen Übergewichts nicht hungern, sondern mit einer ausgewählten Kost sein Gewicht reduzieren, so daß eine Behandlung mit Tabletten oder Insulin nicht erforderlich wird. Hungern, das würde bedeuten, körperlichen Schaden durch unzureichende Kalorienzufuhr anzurichten. Beim Übergewichtigen aber heißt eine Verringerung der Kalorienzufuhr, daß eigene Depotfette verzehrt werden müssen. Der Körper baut die schädlichen Fettpolster ab.

Warum öfter essen?

Für den schon kalorienreduzierten Diabetiker ist es zunächst unverständlich, daß er seine Kost auch noch auf viele kleine Portionen verteilen soll. Sinn dieser auf 1. und 2. Frühstück, Mittagessen, Kaffeetrinken Vesper und Abendbrot, vielleicht sogar Spätmahlzeit aufgeteilten Esszeiten ist es, die Restproduktion von Insulin in der Bauchspeicheldrüse nicht zu überfordern. Wird Insulin gespritzt, muß die Nahrungszufuhr dem Wirkungsablauf des gespritzten Insulins angepaßt werden. Dem langsam in das Blut aufgenommenen Insulin müssen ausreichende Nahrungsmengen zur Verfügung stehen. Depotinsulin mit langer aber nicht schnellwirkender Eigenschaft könnte bei üppigen Mahlzeiten zur Überzuckerung, bei Auslassen von Mahlzeiten zur Unterzuckerung führen.

Der Weg, über die Vitalkost zur gut eingestellten Stoffwechsellage zu kommen, kann auch die Zahl der Mahlzeiten reduzieren. Immer häufiger wird sogar davon abgeraten, sieben Mahlzeiten täglich zu verzehren. Auf diese Weise komme das Pankreas nicht zur Ruhe, widerspreche den natürlichen Gegebenheiten. Eine genaue Diät, vor allem beim jugendlichen Diabetes ist unbedingt einzuhalten.

Süßen ohne Reue

Oberster Grundsatz einer jeden Diabetes-Diät ist die Vermeidung von Lebensmitteln, die Rohrzucker, Traubenzucker oder Malzzucker enthalten. Dennoch braucht der Diabetiker nicht auf Süßes zu verzichten. Es empfiehlt sich aber zu Beginn einer Behandlung zunächst auf allen Fabrikzucker wie auch Süßstoffe zu verzichten. So kann der Diabetiker von der süßen Geschmacksrichtung entwöhnt werden. Das muß gar nicht von Nachteil sein. Zahlreiche Patienten berichten, daß sie ein völlig neues Geschmacksgefühl entwickelt hätten, manche Speisen oder Getränke sogar angenehmer schmecken würden. Wenn dann doch gesüßt werden soll, so sind Zuckeraustauschstoffe erlaubt.

Sie sind zwar auch Kohlenhydrate, doch dauert ihre Verdauung wesentlich länger, der Blutzucker steigt also auch nur stark verlangsamt oder gar nicht. Werden sie in geringen Mengen verwendet, brauchen sie noch nicht einmal Insulin zu ihrer Verwertung. Größere Mengen dagegen beeinflussen den Zuckerhaushalt ungünstig. Auch kann es zu Leibschmerzen und Durchfällen kommen.

Zuckeraustauschstoffe sind Fruchtzucker, Sorbit und Xylit. Alle drei Arten sind Kalorienträger. Deshalb müssen sie der täglichen Kohlenhydrat- und Kalorienmenge zugerechnet werden. Cyclamate und Saccharine sind Süßstoffe, die synthetisch hergestellt werden und kalorienfrei sind. Die Süßkraft von Cyclamat ist etwa 35fach höher als die von Haushaltszucker. Saccharin süßt sogar über 400mal stärker. Kombinationen mit beiden Süßstoffen sind ebenfalls erhältlich. Ihre Süßkraft ist dann fast 100fach größer als die von Fabrikzucker. Nebenwirkungen, wie sie mal vor Jahren befürchtet wurden, gibt es bis heute nicht. Und da sie keine Nährstoffe enthalten, sind sie besonders gut für übergewichtige Diabetiker geeignet.

Gewürze

Auch eine Diät kann schmackhaft sein. Und der Diabetiker, dessen unbeschwertes Leben durch eine genau überlegte Nahrungszusammenstellung erst ermöglicht wird, sollte nicht auf schmackhafte Kost verzichten. Es ist nicht notwendig, hier auf bestimmte Gewürze oder ihre Anwendung hinzuweisen. Jedes Kochbuch gibt da bestens Auskünfte. Nur gilt auch hier die alte Küchenweisheit, daß etwas weniger oft mehr ist.

Bei Salz ist dem Diabetiker nur dann Zurückhaltung anempfohlen, wenn andere Leiden, wie hoher Blutdruck, Nierenleiden oder Herzschwäche dies anzeigen.

Genußmittel sind nicht immer verboten

Alkohol ist dem Diabetiker nicht verboten. Nur muß er darauf achten, daß alkoholische Getränke auch den Kohlenhydratstoffwechsel beeinflussen. Daher gibt es verschiedene Getränke, die er meiden muß, andere dagegen können in Maßen ohne Bedenken genossen werden.

Zu vermeiden sind wegen des hohen Kohlenhydratgehalts alle lieblichen Weiß- und Rotweine, Südweine, süße Schnäpse, gesüßte Aperitifs und Liköre. Sekt und Bier sind ebenfalls verboten.

Genießen aber mit Maßen heißt es bei folgenden Getränken: Weinbrand, Cognac, Gin, Rum, Whisky, Arrak. Auch ungesüßte Obstbranntweine sind erlaubt.

Weine, die weniger als vier Gramm Restsüße je Liter und weniger als 12% Alkohol enthalten, dürfen ein Siegel „für Diabetiker geeignet" tragen. Mit diesen Weinen ist eine Störung des Zuckerhaushaltes nicht zu erwarten. Bei Übergewicht müssen Diabetiker aber berücksichtigen, daß diese Weine, wie auch durchgegorene Weine (z. B. Apfelwein) kalorienhaltig sind und die gewünschte Reduktion des Gewichts beeinflussen. Hier gilt auf jeden Fall: Nur kleine Mengen trinken. Die Einnahme von Sulfonylharnstoffen macht den Diabetiker anfälliger für einen Rausch. Insulinspritzende Diabetiker können bei Alkoholgenuß schneller in einen Unterzuckerungs-Zustand geraten. Grundsätzlich aber hat der Diabetiker eher als der gesunde Mensch mit Leberschädigungen durch Alkoholgenuß zu rechnen.

Alkoholgetränke sollten auf jeden Fall im Diätplan berücksichtigt werden. Ein Austausch gegen andere Nahrungsmittel ist möglich. Es empfiehlt sich, den Kalorienaustausch durch Verzicht auf Eiweiß und Fett vorzunehmen.

Andere Genußmittel wie Kaffee und Tee sind erlaubt und brauchen auch nicht im Diätplan berücksichtigt zu werden.

Die Gefahr, Gefäßkrankheiten zu bekommen, ist beim Diabetiker besonders groß. Ein hohes Risiko stellt daher das Rauchen dar. Nikotin ist ein anerkanntes Gefäßgift. Nicht nur Herz, Lunge, Beine oder

Becken sind besonders von Gefäßschäden durch Rauchen betroffen. Auch die Augen werden in starkem Maße durch den Genuß von Nikotin geschädigt. Für den Diabetiker ist es daher immer ratsam, das Rauchen einzustellen oder erst gar nicht anzufangen. Im Interesse vermeidbarer Spätfolgen eine harte aber lohnenswerte Forderung.

Das Einmaleins des Diabetikers

Zu Anfang einer jeden Diabetes-Behandlung hat der Diabetiker einige Grundregeln der Ernährung zu erlernen, damit er bei der Zusammenstellung seiner Kost keine Fehler macht. Es ist aber eine Mühe, die sich lohnt. Denn mit einer diätetischen Lebensweise soll ja das Ziel, wieder unbeschwert leben zu können, erreicht werden.

Der Arzt hilft deshalb, die richtige Kost zusammenzustellen, damit eine gleichmäßige Verteilung der Grundnährstoffe auf die verschiedenen Mahlzeiten gewährleistet ist. Innerhalb der verschiedenen Nährstoffe ist ein Austausch möglich. So kann die Kost abwechslungsreich gestaltet werden ohne die eigentliche Diät zu verändern. Aus diesem Grund sind auch Austauschtabellen so wichtig. Denn sie sagen aus, welche Nahrungsmittel wieviel Gramm Fett oder Kohlenhydrate enthalten. Denn sie getrennt zu berechnen ist unbedingt erforderlich. Nur so kann der Gehalt an Kohlenhydraten auch beim Austausch genau festgestellt werden.

Um auf ein einheitliches Rechenschema für Kohlenhydrate zu kommen, wurde die Broteinheit — abgekürzt BE — geschaffen. Eine Einheit entspricht 12 Gramm Kohlenhydraten. Diese 12 Gramm sind in ganz unterschiedlichen Nahrungsmengen enthalten. So enthalten 25 Gramm Schwarzbrot 12 Gramm Kohlenhydrate oder 1 Broteinheit, bei Blumenkohl sind schon 310 Gramm erforderlich, um 1 Broteinheit zu erhalten.

Daraus ist auch ersichtlich, daß der Begriff Broteinheit zwar für Brot aber auch für andere Nahrungsmittel verwendet wird.

Werden Nahrungsmittel ausgetauscht, so sollte — soweit nicht unter dem Kapitel Vitalkost anders beschrieben — nur Nahrungsmittel der gleichen Gruppe ausgetauscht werden, also Käse gegen Käse, Obst gegen Obst usw.

Durchschnittsgewicht und Idealgewicht

Größe (in Schuhen) cm	Durchschnittsgewicht in Kilogramm (in Hauskleidern) — Alter in Jahren — Männer								Idealgewicht in Kilogramm (in Hauskleidern), 25 Jahre und älter		
	15—16	17—19	20—24	25—29	30—39	40—49	50—59	60—69	leichter Knochenbau	mittelschwerer Knochenbau	schwerer Knochenbau
153	44,9	51,7	55,7	58,4	59,7	61,1	62,0	60,7	50,5—54,2	53,3—58,2	56,9—63,7
154	45,6	52,1	56,2	58,9	60,3	61,6	62,5	61,1	51,1—54,7	53,8—58,9	57,4—64,2
155	46,3	52,6	56,7	59,5	60,8	62,2	63,1	61,7	51,6—55,2	54,3—59,6	58,0—64,8
156	47,2	53,2	57,2	60,0	61,3	62,7	63,6	62,2	52,2—55,6	54,9—60,3	58,5—65,3
157	48,1	53,7	57,8	60,5	61,9	63,2	64,1	62,8	52,7—56,3	55,4—60,9	59,0—66,0
158	49,0	54,3	58,4	61,2	62,5	63,9	64,7	63,3	53,2—56,9	55,9—61,4	59,6—66,7
159	49,9	55,1	59,1	61,9	63,2	64,6	65,2	63,9	53,8—57,4	56,5—61,9	60,1—67,5
160	50,8	55,8	59,9	62,6	63,9	65,3	65,8	64,4	54,3—57,9	57,0—62,5	60,7—68,2
161	51,7	56,5	60,6	63,1	64,7	66,0	66,5	65,1	54,9—58,5	57,6—63,0	61,2—68,9
162	52,6	57,2	61,3	63,7	65,4	66,7	67,2	65,8	55,4—59,2	58,1—63,7	61,7—69,6
163	53,5	58,0	61,9	64,2	66,1	67,5	67,9	66,6	55,9—59,9	58,6—64,4	62,3—70,3
164	54,4	58,7	62,5	64,8	66,8	68,2	68,6	67,3	56,5—60,6	59,2—65,1	62,9—71,1
165	55,3	59,4	63,0	65,3	67,5	68,9	69,4	68,0	57,2—61,3	59,9—65,8	63,6—72,0
166	56,1	60,1	63,5	66,0	68,2	69,6	70,0	68,7	57,9—62,0	60,7—66,6	64,3—72,9
167	57,0	60,8	64,1	66,7	68,9	70,3	70,8	69,4	58,6—62,7	61,4—67,4	65,1—73,8
168	57,9	61,6	64,6	67,3	69,7	71,1	71,5	70,2	59,4—63,4	62,1—68,3	66,0—74,7
169	58,8	62,2	65,1	67,9	70,4	72,0	72,4	71,1	60,1—64,2	62,8—69,1	66,9—75,5
170	59,7	62,9	65,7	68,4	71,1	72,9	73,3	72,0	60,8—64,9	63,5—69,9	67,6—76,2
171	60,6	63,6	66,4	69,1	71,8	73,6	74,1	72,7	61,5—65,6	64,2—70,6	68,3—76,9
172	61,5	64,3	67,1	69,8	72,5	74,3	74,8	73,4	62,2—66,4	64,9—71,3	69,0—77,6
173	62,4	65,1	67,8	70,5	73,2	75,0	75,5	74,2	62,9—67,3	65,7—72,0	69,7—78,4
174	63,3	65,8	68,5	71,2	73,9	75,8	76,2	75,1	63,6—68,2	66,4—72,8	70,4—79,1
175	64,2	66,5	69,2	71,9	74,7	76,5	76,9	76,0	64,4—68,9	67,1—73,6	71,2—80,0
176	64,9	67,2	69,9	72,6	75,5	77,3	77,8	76,9	65,1—69,6	67,8—74,5	71,9—80,9
177	65,7	67,9	70,6	73,4	76,4	78,2	78,7	77,8	65,8—70,3	68,5—75,4	72,7—81,8
178	66,4	68,6	71,4	74,1	77,3	79,1	79,6	78,7	66,5—71,0	69,2—76,3	73,6—82,7
179	67,1	69,3	72,1	74,8	78,0	79,8	80,5	79,5	67,2—71,8	69,9—77,2	74,5—83,6
180	67,8	70,1	72,8	75,5	78,7	80,5	81,3	80,4	67,9—72,5	70,7—78,1	75,2—84,5
181	68,5	70,9	73,6	76,3	79,5	81,3	82,2	81,3	68,6—73,2	71,4—79,0	75,9—85,4
182	69,2	71,8	74,5	77,2	80,4	82,2	83,1	82,2	69,4—74,0	72,1—79,9	76,7—86,2
183	70,0	72,7	75,4	78,1	81,3	83,1	84,0	83,1	70,1—74,9	72,8—80,8	77,6—87,1
184	70,9	73,4	76,1	78,9	82,0	83,8	84,7	84,0	70,8—75,8	73,5—81,7	78,5—88,0
185	71,7	74,1	76,8	79,9	82,7	84,5	85,4	84,9	71,5—76,5	74,4—82,6	79,4—88,9
186	72,6	74,8	77,5	80,8	83,5	85,3	86,2	85,8	72,2—77,2	75,3—83,5	80,3—89,8
187	73,5	75,5	78,2	81,7	84,4	86,2	87,1	86,7	72,9—77,9	76,2—84,4	81,1—90,7
188	74,4	76,2	79,0	82,6	85,3	87,1	88,0	87,6	73,6—78,6	77,1—85,3	81,8—91,6
189	75,3	76,9	79,7	83,3	86,2	88,0	88,9	88,5	74,4—79,3	78,0—86,1	82,5—92,5
190	76,2	77,7	80,4	84,0	87,1	88,9	89,8	89,4	75,1—80,1	78,9—87,0	83,2—93,4
191	77,1	78,4	81,0	84,7	88,1	89,9	90,8	90,3	75,8—80,8	79,8—87,9	84,0—94,3
192	78,0	79,1	81,5	85,4	89,2	91,0	91,9	91,4			
193	—	79,8	82,1	86,2	90,2	92,0	92,9	92,5			
194	—	80,5	82,6	86,9	91,3	93,1	94,0	93,6			
195	—	81,2	83,2	87,6	92,4	94,2	95,1	94,6			

Frauen

Größe											
148	47,4—54,3	43,8—48,9	42,0—44,8	57,8	56,9	55,6	52,4	48,9	46,6	45,3	44,4
149	47,8—54,9	44,1—49,4	42,3—45,4	58,2	57,3	55,9	52,8	49,4	47,2	45,8	44,9
150	48,2—55,4	44,5—50,0	42,7—45,9	58,6	57,7	56,3	53,1	50,0	47,7	46,3	45,4
151	48,7—55,9	45,1—50,5	43,0—46,4	58,8	58,2	56,9	53,7	50,5	48,2	46,9	46,0
152	49,2—56,5	45,6—51,0	43,4—47,0	59,3	58,8	57,4	54,2	51,0	48,8	47,4	46,5
153	49,8—57,0	46,1—51,6	43,9—47,5	59,8	59,3	57,9	54,8	51,6	49,4	48,1	47,1
154	50,3—57,6	46,7—52,1	44,4—48,0	60,3	59,8	58,5	55,3	52,1	50,1	48,8	47,9
155	50,8—58,1	47,2—52,6	44,9—48,6	60,8	60,4	59,0	55,8	52,6	50,8	49,5	48,6
156	51,3—58,6	47,7—53,2	45,4—49,1	61,3	60,9	59,5	56,3	53,2	51,3	50,2	49,3
157	51,9—59,1	48,2—53,7	46,0—49,6	61,9	61,4	60,0	56,9	53,7	51,9	50,9	50,0
158	52,4—59,7	48,8—54,3	46,5—50,2	62,5	62,1	60,6	57,4	54,3	52,4	51,5	50,6
159	53,0—60,2	49,3—54,8	47,1—50,7	63,2	62,8	61,1	58,0	54,8	53,0	52,1	51,1
160	53,5—60,8	49,9—55,3	47,6—51,2	63,9	63,5	61,7	58,5	55,3	53,5	52,6	51,7
161	54,0—61,5	50,4—56,0	48,2—51,8	64,7	64,2	62,4	59,0	55,9	54,0	53,3	52,2
162	54,6—62,2	51,0—56,8	48,7—52,3	65,4	64,9	63,1	59,6	56,5	54,6	54,0	52,8
163	55,2—62,9	51,5—57,5	49,2—52,9	66,1	65,7	63,8	60,1	57,0	55,2	54,8	53,4
164	55,9—63,7	52,0—58,2	49,8—53,4	66,8	66,4	64,3	60,7	57,7	55,9	55,5	54,1
165	56,7—64,4	52,6—58,9	50,3—53,9	67,5	67,1	64,8	61,2	58,5	56,6	56,2	54,8
166	57,3—65,1	53,3—59,8	50,8—54,6	68,2	67,8	65,5	61,9	59,2	57,3	56,9	55,5
167	58,1—65,8	54,0—60,7	51,4—55,3	68,9	68,5	66,2	62,6	59,9	58,1	57,3	56,2
168	58,8—66,5	54,7—61,5	52,0—56,0	69,7	69,2	66,9	63,2	60,5	58,7	57,8	56,9
169	59,5—67,2	55,4—62,2	52,7—56,8	70,4	69,9	67,6	63,8	61,1	59,2	58,3	57,4
170	60,2—67,9	56,1—62,9	53,4—57,5	71,1	70,6	68,4	64,3	61,6	59,8	58,9	58,0
171	60,9—68,6	56,8—63,6	54,1—58,2	71,8	71,3	69,1	65,0	62,3	60,5	59,6	58,6
172	61,6—69,3	57,5—64,3	54,8—58,9	72,5	72,1	69,8	65,7	63,0	61,2	60,3	59,4
173	62,3—70,1	58,3—65,1	55,5—59,6	73,2	72,8	70,5	66,4	63,7	61,9	61,0	60,1
174	63,1—70,8	59,0—65,8	56,3—60,3	73,9	73,5	71,2	67,1	64,4	62,6	61,7	60,8
175	63,8—71,5	59,7—66,5	57,0—61,0	74,7	74,2	71,9	67,9	65,1	63,3	62,4	61,5
176	64,5—72,3	60,4—67,2	57,7—61,9	75,4	75,1	72,8	68,6	65,8	64,0	63,1	62,2
177	65,2—73,2	61,1—67,8	58,4—62,8	76,1	75,9	73,7	69,3	66,6	64,7	63,8	62,9
178	65,9—74,1	61,8—68,6	59,1—63,6	76,8	76,8	74,6	70,0	67,3	65,5	64,6	63,6
179	66,6—75,0	62,5—69,3	59,8—64,4	—	77,7	75,5	70,9	68,2	66,4	65,5	—
180	67,3—75,9	63,3—70,1	60,5—65,1	—	78,6	76,4	71,8	69,1	67,3	66,4	—
181	68,1—76,8	64,0—70,8	61,3—65,8	—	79,6	77,2	72,7	70,0	68,2	67,3	—
182	68,8—77,7	64,7—71,5	62,0—66,5	—	80,7	78,1	73,6	70,9	69,1	68,2	—
183	69,5—78,6	65,4—72,2	62,7—67,2	—	81,8	79,0	74,5	71,8	70,0	69,1	—
184	70,2—79,5	66,1—72,9	63,4—67,9	—	82,9	79,9	75,4	72,7	70,9	70,0	—
185	70,9—80,4	66,8—73,6	64,1—68,6	—	83,9	80,8	76,3	73,6	71,8	70,9	—

Um die richtige Menge eines Nahrungsmittels festzustellen, ist eine Diätwaage und ein Meßbecher erforderlich. Mit der Zeit lernt der Diabetiker auch, andere Meßmöglichkeiten, wie Teelöffel oder Tasse zu gebrauchen. Auch bekommt er das richtige Augenmaß für die Größe von Portionen. Um aber sicherzugehen, sollte immer wieder zur Waage gegriffen werden, damit das Gefühl für die richtigen Mengen nicht verlorengeht.

Energiebedarf bei Idealgewicht und Gewichtsabnahme

| Frauen | Körpergröße | | Energiebedarf bei Idealgewicht | | Engeriebedarf zur Gewichtsabnahme | | | | |
| | | | | | bis 20% Übergewicht | | | mehr als 20% Übergewicht | |
	cm	kg	Kal.	Joule	kg	Kal.	Joule	kg	Kal.	Joule
leichte Arbeit —	150	43	2000	8360	52	1200	5020	60	1000	4180
körperlich nicht	155	47	2000	8360	56	1200	5020	66	1000	4180
Arbeitende	160	51	2100	8780	61	1300	5430	71	1000	4180
	165	55	2100	8780	66	1300	5430	77	1000	4180
z. B. Lehrerin — Näherin —	170	60	2200	9200	72	1400	5850	84	1000	4180
Sekretärin — Rentnerin —	175	64	2200	9200	77	1400	5850	90	1000	4180
Dolmetscherin —	180	68	2300	9610	82	1500	6270	95	1100	4600
Straßenbahnschaffnerin	185	72	2300	9610	86	1500	6270	100	1100	4600
mittelschwere Arbeit	150	43	2500	10450	52	1700	7110	60	1300	5430
	155	47	2500	10450	56	1700	7110	66	1300	5430
z. B. Hausfrau — Putz-	160	51	2600	10870	61	1800	7520	71	1400	5850
frau — Fabrikarbeite-	165	55	2600	10870	66	1800	7520	77	1400	5850
rin — Verkäuferin —	170	60	2700	11290	72	1900	7940	84	1500	6270
Kellnerin — Kranken-	175	64	2700	11290	77	1900	7940	90	1500	6270
schwester —	180	68	2800	11700	82	2000	8360	95	1600	6690
Stewardess	185	72	2800	11700	86	2000	8360	100	1600	6690
schwere Arbeit	150	43	3000	12540	52	2200	9200	60	2000	8360
	155	47	3000	12540	56	2200	9200	66	2000	8360
z. B. Waschfrau (Hand-	160	51	3100	12960	61	2300	9610	71	2100	8780
arbeit) — Bäuerin —	165	55	3100	12960	66	2300	9610	77	2100	8780
Packerin in einer Fabrik	170	60	3200	13380	72	2400	10030	84	2200	9200
	175	64	3200	13380	77	2400	10030	90	2200	9200
	180	68	3300	13800	82	2500	10450	95	2300	9610

Dieser tägliche Energiebedarf gilt für Erwachsene von 36 bis 55 Jahre. Erwachsene von 19 bis 35 Jahre benötigen ca. 100 Kalorien (ca. 418 Joule) mehr, Erwachsene über 55 Jahre benötigen ca. 100—200 Kalorien (418—836 Joule) weniger.

Männer	Körpergröße		Energiebedarf bei Idealgewicht		Engeriebedarf zur Gewichtsabnahme bis 20% Übergewicht			mehr als 20% Übergewicht		
	cm	kg	Kal.	Joule	kg	Kal.	Joule	kg	Kal.	Joule
leichte Arbeit —	155	50	2100	8780	60	1300	5430	70	1000	4180
körperlich nicht	160	54	2200	9200	65	1400	5850	76	1000	4180
Arbeitende	165	59	2300	9610	70	1500	6270	82	1100	4600
	170	63	2400	10030	75	1600	6690	88	1200	5020
z. B. Lehrer — Beamter —	175	68	2400	10030	81	1600	6690	95	1200	5020
Buchhalter —	180	72	2500	10450	86	1700	7110	101	1300	5430
Uhrmacher	185	77	2600	10870	92	1800	7520	108	1400	5850
	190	81	2700	11290	97	1900	7940	113	1500	6270
mittelschwere Arbeit	155	50	2700	11290	60	1900	7940	70	1500	6270
	160	54	2800	11700	65	2000	8360	76	1600	6690
z. B. Schreiner —	165	59	2900	12120	70	2100	8780	82	1700	7110
Schlosser —	170	63	3000	12540	75	2200	9200	88	1800	7520
Mechaniker — Weber —	175	68	3000	12540	81	2200	9200	95	1800	7520
Arzt — Vertreter	180	72	3100	12960	86	2300	9610	101	1900	7940
	185	77	3200	13380	92	2400	10030	108	2000	8360
	190	81	3300	13800	97	2500	10450	113	2100	8780
schwere Arbeit	155	50	3300	13800	60	2500	10450	70	2100	8780
	160	54	3400	14210	65	2600	10870	76	2300	9200
z. B. Metzger — Maurer —	165	59	3500	14630	70	2700	11290	82	2300	9610
Bauzimmerer — Holzfäl-	170	63	3600	15050	75	2800	11700	88	2400	10030
ler — Bergarbeiter	175	68	3600	15050	81	2800	11700	95	2400	10030
	180	72	3700	15470	86	2900	12120	101	2500	10450
	185	77	3800	15870	92	3000	12540	108	2600	10870
	190	81	3900	16290	97	3100	12960	113	2700	11290

Tablettenbehandlung nur für Erwachsenendiabetes

Seit nun drei Jahrzehnten können Diabetiker auch mit Tabletten behandelt werden. Daß diese Art der Medikamente angenehmer ist, als das ständige Spritzen von Insulin, braucht nicht näher erläutert zu werden.

Es war — wie so oft in der Medizin — ein Zufall, der zu den ersten brauchbaren Tabletten für die Diabetesbehandlung führte. Schon bevor das Insulin entdeckt wurde, waren Versuche mit blutzuckersenkenden Medikamenten gemacht worden. So wurde schon 1918 in Tierversuchen Guanidin verabreicht. Doch die Nebenwirkungen verhinderten die Einführung eines entsprechenden Präparates.

Zwei deutschen Ärzten gelang dann 1954 eine Entdeckung, die die Herstellung von Tabletten für Diabetiker erst ermöglichte. Sie untersuchten die Wirkung eines Sulfonamidpräparates zur Behandlung von Infektionskrankheiten. Dabei stellten sich als Nebenwirkungen Hungergefühle, Schweißausbrüche und Zittrigkeit nach Einnahme der Tabletten ein. Alles typische Anzeichen für eine Unterzuckerung (Hypoglykämie). Bei den folgenden Untersuchungen bestätigte sich der Verdacht. Schon bald wurden die auf Sulfonamidbasis hergestellten Tabletten zur Diabetesbehandlung eingesetzt.

Voraussetzung zur Verordnung von Tabletten sollte aber die vorhergehende Ausschöpfung aller anderen diätetischen Behandlungsmöglichkeiten sein. Tabletten sollten nicht als Ersatz für die mangelnde Mitarbeit des Patienten gelten.

Normalerweise wirken diese Antidiabetika nur beim Erwachsenendiabetes (Typ II). Das heißt, die Bauchspeicheldrüse muß noch Reste von Insulin selbst bilden können. Mit Einnahme der Tabletten werden die B-Zellen der Bauchspeicheldrüse zur verstärkten Insulinausschüttung angeregt.

Die Abgabe von Insulin ins Blut wird gesteigert, verschiedene Gewebe werden empfindlicher für die Aufnahme von Insulin. All das hat eine Senkung des Blutzuckers zur Folge.

Produziert die Bauchspeicheldrüse dagegen kein Insulin mehr, oder ist sie aufgrund eines Unfalles entfernt oder beschädigt worden, haben die Tabletten keine Wirkung. Patienten, die auf diese Weise insulinabhängig sind, können die Insulinspritze nicht durch Tabletten ersetzen.

Nebenwirkungen meist durch Unachtsamkeit

Wie bei vielen anderen Medikamenten haben auch orale Antidiabetika (durch den Mund verabreichte Mittel gegen Diabetes) Nebenwirkungen. Heute sind sie nicht mehr so gravierend wie zu Anfang ihrer Entdeckung. Gab es damals noch Allergien sowie Magen- und Darmbeschwerden, so sind solche Nebenwirkungen heute sehr selten geworden. Zurückzuführen ist das auch auf die verbesserte Wirkung der Sulfonamidpräparate, die heute zum Teil mit einer 500fach geringeren Dosis zur Blutzuckersenkung auskommen, als es früher der Fall war.

Und dennoch kommt es auch heute noch nach Einnahme von Tabletten mitunter zu Komplikationen. Wie schon beschrieben, wurde der blutzuckersenkende Effekt zunächst als Nebenwirkung bei Medikamenten entdeckt, die Infektionskrankheiten bekämpfen sollten. Nimmt also ein Nicht-Diabetiker solche Tabletten, kann es in seltenen Fällen zur Unterzuckerung kommen. Gleiches geschieht einem Diabetiker, der sich mit Diät allein behandeln könnte. Dann wird die erwünschte Hauptwirkung, nämlich die Blutzuckersenkung, zur unerwünschten Nebenwirkung.

Das kann beispielsweise der Fall sein, wenn ein Diabetiker glaubt, „sicher gehen" zu müssen und statt der verordneten zwei Tabletten wegen eines Diätfehlers drei Tabletten einnimmt. Mit Hypoglykämie muß auch der rechnen, der seine Tabletten pünktlich nimmt, aber eine Mahlzeit vergißt.

Nebenwirkungen können ferner auftreten, wenn neben den blutzuckersenkenden Präparaten noch andere Medikamente eingenommen werden, die selbst eine blutzuckersenkende Wirkung haben. Dazu können Rheumamittel gehören. Der Arzt wird darüber Auskunft geben können.

Leider glauben manche Diabetiker, allein mit Medikamenten ihr Problem lösen zu können. Sie vergessen darüber, daß die eigentliche Behandlung eine Diät ist. Neben der Injektion von lebensrettendem Insulin gibt es keine medikamentöse Behandlungsform. Tabletten unterstützen lediglich bei Einhaltung der Diät. Nur sie kann eine gute Einstellung ermöglichen. Tabletten „korrigieren" nur Blutzucker- und Harnzuckerwerte, können aber Diabetes nicht besiegen. Das gilt besonders für übergewichtige Diabetiker, die nur dann eine wirkliche Chance haben, wenn sie ihr Gewicht reduzieren. Und das geht nur mit vernünftiger Ernährung.

Daher sollte niemand zufrieden sein, der mit Tabletten eine gute Diabetes-Einstellung erreicht zu haben glaubt, aber noch viel zu viele Pfunde mit sich herumschleppt. Erst wenn er sein Gewicht entsprechend reduziert hat, kann er sicher sein, die Tabletten ohne Risiko einnehmen zu dürfen. Erstrebenswert sollte es dann aber sein, nur noch mit Diät und ohne Tabletten auszukommen.

Die richtige Einnahme der Tabletten

Die heutigen Tabletten mit ihrer verbesserten Wirkung erfordern meist nur noch eine Einnahme am Morgen und gegebenenfalls auch am Abend. Mittags ist die Tabletteneinnahme nur in seltenen Fällen angebracht. Üblicherweise werden die Medikamente vor dem Essen eingenommen. Für den Einzelfall aber kann nur der Arzt entscheiden, wann welches Präparat verabreicht wird. Eine Empfehlung kann an dieser Stelle nicht gegeben werden.

Lebensretter Insulin

Zu den unangenehmsten Begleiterscheinungen des Diabetes gehört bei einer Reihe von Patienten die tägliche Insulininjektion. Führen sich diese Diabetiker aber vor Augen, was sie vor der Entdeckung des Insulins erwartet hätte, sollten sie mit ihrem Schicksal nicht hadern.

Bevor dieser lebensrettende Stoff künstlich produziert werden konnte, waren insulinbedürftige Diabetes-Kranke dazu verurteilt, einem qualvollen Ende entgegenzusehen, das mit dem Tod im diabetischen Koma endete.

Nun darf nicht verschwiegen werden, daß es auch heute noch Koma-Patienten gibt. Erwiesenermaßen liegen in solchen Fällen schwerwiegende Behandlungsfehler vor, entweder weil nicht rechtzeitig etwas getan wurde, oder weil Behandlungsrichtlinien einfach nicht beachtet wurden.

Bevor im Jahre 1922 das Insulin an Patienten abgegeben werden konnte, waren bestimmte Diabetiker-Gruppen kaum zu retten. Es waren alle die, bei denen die Bauchspeicheldrüse kein oder viel zu wenig Insulin produzierte. Dazu gehörten die jugendlichen Diabetiker und zuckerkranke Kinder. Damals wurden sie mit Diät — obwohl bereits untergewichtig — für eine Zeitlang am Leben gehalten. Manchmal durften sie Tage nichts essen, dann wurde viel fetthaltige Nahrung verordnet, dazu gab es große Mengen Flüssigkeit. Sie verloren trotzdem weiter an Gewicht, wurden immer kraftloser, der Körper wurde mit Säuren überflutet. Das unvermeidliche trat ein — bis zum erstenmal Insulin gespritzt wurde. Junge Menschen, den sicheren Tod vor Augen, kamen wieder zu Kräften, konnten ein (fast) normales Leben führen.

Die ersten Erfolge dürfen hier noch einmal kurz erwähnt werden: 1921 wurde an Hunden bewiesen, daß der Extrakt aus dem Pankreas, das Insulin, den Blutzucker senkt. Ein knappes Jahr später wurde ein 13jähriger Junge damit behandelt. Hatte er zuvor nur noch eine Lebenserwartung von ein bis zwei Jahren, unterschied er sich schon bald nicht mehr von seinen Alterskameraden, die keinen Diabetes hatten.

Humaninsulin verbessert die Wirkung

Bisher wurde Insulin nur von Schlachttieren, wie Schweine und Rinder gewonnen. Inzwischen hat sich die Pharmaforschung um die Herstellung eines Insulins bemüht, das in seiner Zusammensetzung dem des von der menschlichen Bauchspeicheldrüse ähnelt. Dieses Humaninsulin kann aus Schweineinsulin gewonnen werden. Es unterscheidet sich in seinem Aufbau vom menschlichen Insulin nur in einem von 51 Bausteinen. Wird dieser „falsche" Baustein entfernt und durch den „richtigen" ersetzt, entsteht ein halbsynthetisches Humaninsulin.

Der zweite Weg ist weit komplizierter. Die Erbinformationen bestimmter Bakterien werden so beeinflußt, daß die Bakterien einen gewünschten Eiweißkörper — und um einen solchen handelt es sich beim Insulin — herstellen. Diese Gentechnologie erlaubt die Herstellung von biosynthetischem Humaninsulin, das frei von anderen Substanzen der tierischen Bauchspeicheldrüse ist.

Solche Insuline unterscheiden sich überhaupt nicht mehr von dem Insulin, das in der menschlichen Bauchspeicheldrüse produziert wird. Das hat mehrere Vorteile. Die Industrie wird unabhängiger vom Vorrat an Schlachttieren. Das Humaninsulin ist noch verträglicher als das von Tieren gewonnene Insulin. Für manchen Diabetiker kann das Vorteile mit sich bringen.

Die Wirkung von Insulin

Insulin wird in Einheiten gemessen. Bei uns sind Flaschen mit 10 Millilitern (das entspricht 10 Kubikzentimetern) im Gebrauch. Jede Flasche enthält 400 Einheiten Insulin. Der tägliche Bedarf liegt beim gesunden Erwachsenen bei etwa 30 bis 40 Einheiten täglich. Die Verdauungssäfte im Magen und Darm würden das aus Eiweiß bestehende Insulin zerstören. Das ist auch der Grund, weshalb es gespritzt, injiziert werden muß.

Die verschiedenen Insulinarten unterscheiden sich nach Wirkung und Herkunft. Auch die Zubereitung ist wichtig. Für den Arzt hat die große Zahl der verschiedenen Präparate den Vorteil, daß er für jede Stoffwechselsituation das richtige Mittel auswählen kann.

Seit 1936 werden neben dem „Altinsulin" auch Intermediär- und Depot-Insuline verwendet.

Die Altinsuline wirken rasch, verbrauchen sich aber schnell. Beim diabetischen Koma, in besonderen Situationen von Stoffwechselentgleisungen, bei Operationen, Infektionen oder Entbindungen, wird es noch verwendet.

Auch ist es einfacher, kindlichen und jugendlichen Diabetes mit Altinsulin einzustellen. Kombinationen von längerwirkenden Insulinen sind möglich. Altinsulin muß mehrmal täglich gespritzt werden. Intermediär-Insuline wirken etwa zehn bis zwanzig Stunden. Depotinsuline (ihnen ist beispielsweise Protamin oder Zink zugesetzt) haben eine Wirkungsphase von 24 bis 36 Stunden.

Natürlich sind sie angenehmer, verlangen aber eine besonders geregelte Lebensweise. Auf der anderen Seite ist es aber auch sehr schwierig, mit ihnen eine gute Einstellung zu erreichen. Ob mittellange oder langwirkende Verzögerungsinsuline gespritzt werden sollen, kann nur der Arzt entscheiden. Stoffwechselsituation und Tagesablauf sind vor Anwendung zu berücksichtigen. Allgemein gesagt heißt das: Jeder Diabetiker braucht sein eigenes Insulin. Nicht zuletzt deshalb, weil Insulinpräparate zwar eine bestimmte Wirkungsdauer haben sollen, wie lange sie aber den Insulinbedarf decken, kann von Patient zu Patient verschieden sein. Das ist zwar die Ausnahme, aber sie ist möglich.

Erstbehandlung mit Insulin

Zwei Gründe sind es, weshalb ein Diabetiker bei der Erstbehandlung meist ins Krankenhaus muß: Die Spritztechnik muß erlernt werden, und mögliche Nebenwirkungen, wie eine Hypoglykämie, können dort schneller unter Kontrolle gebracht werden. Gleichzeitig lernt der Diabetiker aber auch, was er selbst alles tun kann, damit die Injektionen ihre beste Wirkung haben. In besonderen Situationen kann die Erstbehandlung auch ambulant in der Praxis des Arztes erfolgen.

Grundregeln zur Insulinbehandlung

Eines der häufigsten Probleme beim Insulinspritzen ist das Einhalten eines richtigen Zeitabstandes zu den Mahlzeiten. Er richtet sich nach der Art des verwendeten Insulins. Bei Altinsulinen sind daher 20 Minuten, bei Depotinsulinen 30 bis 60 Minuten vor Einnahme der Mahlzeiten der richtige Spritz-Zeitpunkt.

Extreme Temperaturen, wie große Hitze oder Kälte, sollen beim Lagern von Insulinflaschen vermieden werden. Das Gemüse-Kühlfach des Kühlschranks (nicht das Tiefkühlfach!) oder der kühle Keller sind am besten geeignet.

Insulin läßt sich auch bei Zimmertemperatur lagern. Die Lagerzeit ist aber nicht unbegrenzt. Zwischen zwei und drei Jahre Haltbarkeit sind allgemein üblich. Das Verfallsdatum gibt hierüber Auskunft. Ist das Insulin trübe, handelt es sich um ein sogenanntes Suspension. Vor dem Aufziehen in die Spritze muß es geschüttelt werden. Anders bei klarem Insulin: Es kann sofort gespritzt werden.

Das Spritz-„Besteck" gibt es in zwei Ausführungen. Als Einmal-Spritze und als Rekord-Spritze. Dazu ist folgendes anzumerken. Die Einmal-Spritze, mit angeschweißter oder aufsetzbarer Nadel, ist steril — also keimfrei — in Plastikhüllen oder Papiertüten verpackt. Die Empfehlung, sie nur einmal zu benutzen, hat sich in der Praxis als übertrieben erwiesen. Ein Mehrfachgebrauch ist möglich. Nur sollte die Nadel dann nach Gebrauch mehrmals mit Luft freigeblasen werden. Das heißt, der Kolben wird mehrmals durchgeschoben; so wird ein Verkleben der Nadel vermieden. Wird die Spritze hinterher wieder in die Originalverpackung zurückgelegt, kann sie aus Kostengründen mehrmals verwendet werden.

Anders ist mit Metall-Glas-Spritzen zu verfahren. Es gibt sie als 1-Millimeter- oder 2-Millimeter-Spritzen. Es kommt darauf an, wieviel Insulin gespritzt werden muß. Gesäubert werden diese Spritzen in einem Topf. Das Wasser muß entmineralisiert sein. Dazu nimmt man entweder destilliertes Wasser (aus der Apotheke) oder kocht vorher Wasser ab (mindestens 15 Minuten). In einem Sieb sollen Nadel, Kolben und Glaszylinder einschließlich Pinzette auseinandergenommen auf einem Sieb mindestens zehn Minuten lang gekocht werden. Um ein Platzen des Glaszylinders zu vermeiden, ist das Besteck am besten in kaltem Wasser aufzusetzen.

Diese Reinigung sollte alle ein bis zwei Wochen stattfinden. So können Nadeln und Spritze immer wieder verwendet werden. Zweierlei sollte ein insulinspritzender Diabetiker nie tun: Weder darf er sein Besteck verleihen, noch sollte er sich eines fremden Bestecks bedienen. Die Gefahr einer Infektion und damit einer Leberentzündung mit Gelbsucht ist einfach zu groß.

So wird Insulin gespritzt

Sauber gewaschene Hände und normale Körperwaschung reichen als Hygienemaßnahmen für das Spritzen von Insulin aus. Ein zusätzliches Reinigen der Haut mit Alkohol — heute noch vielfach praktiziert — ist nicht erforderlich. Anschließend wird die Nadel auf die Spritze gesetzt. Der Kolben wird so weit zurückgezogen, daß er mit der Meßmarke abschließt, die den benötigten Insulinbedarf anzeigt. Spritzen, die mehrere Meßmarken auf dem Glaskolben anzeigen, sind leicht verwirrend. Man sollte auf solche Instrumente verzichten, damit es nicht zu Fehlmessungen kommt.

Nun wird der Gummistopfen der Insulinflasche so durchstoßen, daß die Nadelspitze in den leeren Raum über der Insulinflüssigkeit hineinragt. Wird nun der Kolben der Spritze in Richtung Nadel gedrückt, wird die Luft aus dem Glaszylinder in die Insulinflasche gedrückt. Jetzt wird die Insulinflasche mit der eingestochenen Kanüle nach oben gedreht und der Kolben zurückgezogen. Durch die vorher eingespritzte Luft ist in der Flasche ein Überdruck entstanden. Wird nun der Kolben der Spritze zurückgezogen, fließt das Insulin nach, ohne Schaum zu bilden. Es ist richtig, etwas mehr Insulin in die Spritze zu ziehen als nötig. Sollte Luft mit angesaugt worden sein, wird diese mit dem Kolben zurück in die Flasche gedrückt, bis der benötigte Insulinpegel im Spritzenglas erreicht ist.

Etwas schwieriger ist es, wenn zwei Insulinarten gleichzeitig aufgezogen werden sollen. Dabei muß vermieden werden, daß in den Insulinflaschen Mischungen entstehen. Es wird zunächst das Altinsulin in gewohnter Weise aufgezogen. Dann wird die Nadel in die zweite Insulinflasche mit Depotinsulin eingestoßen. Jetzt wird die benötigte Menge aus der Flasche in den Glaszylinder eingesogen. Ein Zurückspritzen von Insulin muß unbedingt vermieden werden. Ein kleiner fachmännischer Trick kann das Aufziehen erleichtern. Mit einer zweiten Nadel wird die Depotinsulinflasche angestochen. Dann wird die Spritze mit dem Altinsulin mit der Nadel verbunden. Nun fällt das Aufziehen der Insulinflüssigkeit leichter. Ein Vermischen der beiden Insulinarten ist nicht möglich. Mit Einmalspritzen mit verschweißter Nadel ist diese Praxis aber nicht möglich.

Spritzen ist nicht schwer

Am besten wird die Spritze wie ein Füller zwischen Daumen, Zeigefinger und Mittelfinger genommen. Mit der anderen Hand wird eine Hautfalte angehoben. Bei kurzen 11 bis 13 Millimeter langen Nadeln wird die Spritze senkrecht geführt, bei längeren Nadeln erfolgt der Einstich im Winkel von etwa 45 Grad. Der Arzt im Krankenhaus oder

auch in der Praxis sowie erfahrene Diabetiker sind bei der Übung behilf-
lich.

Ob die richtige Tiefe erreicht wurde, läßt sich einfach testen. Wenn der
Spritzkolben angezogen und Blut in die Spritze gesaugt wird, kann ein
größeres Blutgefäß getroffen worden sein. Durch Vor- oder Zurück-
schieben der Nadel ist die Injektion wie vorgesehen möglich.

Ständiges Insulinspritzen ist dann für die Haut unproblematisch, wenn
der Injektionsort nach Plan gewechselt wird. So können Fettgewebs-
schwund oder Hautverhärtung vermieden werden. Günstige Spritzstel-
len sind Außen- und Vorderseiten der Oberschenkel, Außenseiten der
Oberarme und untere Abschnitte der Bauchhaut und das Gesäß. Ein
größerer örtlicher Wechsel des Einstechens ist nicht erforderlich.
Schon kleinere Zwischenräume zum letzten Einstich reichen aus, um
Komplikationen zu vermeiden.

Fehler, die sich vermeiden lassen

Bildet sich ein kleiner Bluttropfen am Stichkanal, ist dies ohne Bedeutung. Vorausgesetzt, man hat sich überzeugt, daß die Nadel richtig saß
und kein großes Blutgefäß getroffen hat, so wie es gerade beschrieben
wurde. Wurde die Kontrolle nicht genau durchgeführt, kann Insulin in
die Blutbahn geraten. Eine Unterzuckerung ist möglich. Den Fehler
kann man ausbügeln, indem die nächste Mahlzeit früher als geplant
eingenommen wird.

Tritt regelmäßig Insulin aus dem Spritzkanal aus, reicht es, den Einstich der Spritzennadel um etwa 45 Grad zu verändern.

Auf eine falsche Spritztechnik deutet es hin, wenn weißliche, meist
schmerzhafte Erhebungen (Quaddeln) auf der Haut sichtbar werden.
Dann ist die Nadelspitze nicht tief genug in die Haut gedrungen. Anstatt im Unterhautfettgewebe wurde Insulin in der Lederhaut deponiert.
Das läßt sich durch eine bessere Anwendung der Spritztechnik beheben.

Rötungen der Haut haben manchmal ihre Ursache in falscher Spritztechnik, Unsauberkeit oder der Verwendung von Alkohol zur Reinigung der Spritze.

Es kann sich aber auch um eine Insulinallergie handeln, die meist nur nach Ersteinstellung auftritt. Etwa acht bis vierzehn Tage nach der ersten Spritze macht sie sich bemerkbar. Gegenmittel für derartige allergische Reaktionen sind recht wirksam.

Bei Mädchen und Frauen wurden auch Insulinödeme beobachtet. Diese Schwellungen an den Beinen sind selten und noch nicht genau erforscht. Wird die Insulinmenge reduziert, verschwinden meist auch diese Nebenwirkungen. Ebenfalls als Begleiterscheinung muß die bei Beginn der Insulinbehandlung mögliche Sehstörung beurteilt werden. Die Linsen der Augenäpfel haben sich unter dem erhöhten Blutzuckerspiegel verändert. Bei der Insulinbehandlung normalisiert sich die bereits an anderer Stelle beschriebene Sehstörung. Nach zwei bis vier Wochen ist die aufgetretene Weitsichtigkeit behoben. Deshalb eine Brille anzuschaffen ist unnötig. Die Fahrtüchtigkeit kann allerdings eingeschränkt sein.

Unterzuckerung möglichst vermeiden

Die Unterzuckerung (Hypoglykämie) zeigt an, daß das Insulin wirkt. Somit ist sie keine Nebenwirkung, wie die bisher in anderen Kapiteln beschriebenen Begleiterscheinungen. Sie ist viel mehr eine Folge von Abstimmungsschwierigkeiten zwischen Ernährung, Muskelarbeit und Insulinzufuhr. Nun darf niemand auf die Idee kommen, daß eine Unterzuckerung zugunsten höherer Blutzuckerwerte vermieden werden müßte. Leichte Unterzuckerung ist oft der Preis insulinspritzender Diabetiker für fast normale Blut- und Harnzuckerwerte.

Hohe Blutzuckerwerte sind keinesfalls anzustreben, Unterzuckerwerte sind auch nur in leichter Form und möglichst selten zu akzeptieren. Schwere Hypoglykämien sind allzu häufig Ursache für Gehirnschäden beim Kind, aber auch beim alternden Menschen.

Hypoglykämien sind daher genau zu beobachten. Ihre Ursachen liegen in Diätfehlern, falscher Insulin- oder Tablettenzufuhr, ungewöhnlichen körperlichen Aktivitäten, Medikamenteneinwirkung, Infekten und weiteren Erkrankungen sowie Veränderungen des Körpergewichts.

Sinkt der Blutzuckerwert unter 50 mmg% ab, tritt eine Unterzuckerung ein. Das bedeutet aber noch nicht, daß bereits Beschwerden auftreten. Typische Beschwerden wie Hungergefühle, Kopfschmerzen, feuchte Haut, Blässe, Herzklopfen und Zittern treten meist erst nach Werten unter 40 mmg% auf.

Nicht immer muß etwas gegen die Hypoglykämie getan werden. Hormonelle Gegenreaktionen helfen dem Körper, aus seiner Situation herauszufinden. Das Nebennierenhormon Adrenalin mobilisiert den Reservezucker aus der Leber. Er wird ins Blut geschüttet. Auch andere Hormone tragen dazu bei, daß zunächst eine Besserung des Befindens eintritt.

Die zuvor beschriebenen Beschwerden sind aber typische Zeichen der Gegenreaktion, die der Diabetiker beachten sollte. Schlimmer ist es noch, wenn psychische oder nervliche Ausfallserscheinungen auftreten. Dann wird ein unterzuckerter Diabetiker sogar für betrunken gehalten, weil seine Verhaltensweisen denen eines Clowns oder Wütenden gleichen. Aber auch betonte Lässigkeit oder auffällige Gleichgültigkeit können als hypoglykämische Folge auftreten. Bewußtlosigkeit oder Krämpfe erfordern die sofortige Hinzuziehung eines Arztes.

Was ist bei Unterzuckerung zu tun?

Kaum ein Leiden ist so einfach zu behandeln wie die Unterzuckerung. Ob Rohrzucker (Haushaltszucker) oder Traubenzucker — Hauptsache Zucker. Ob in gesüßter Speise oder Getränken, aber auch in Brot oder Obst (in leichten Fällen) — die Rettung ist bei Zufuhr dieser Nahrungsmittel prompt. Denn über Magen oder Darm wirken sie sehr schnell. Deshalb ist es fast paradox, daß ausgerechnet der Zuckerkranke, dem die Überzuckerung der Blutes zu schaffen macht, als Notfallration Süßes in Griffnähe bei sich haben sollte.

Ob Auto oder Arbeitsplatz, Schlafzimmer oder Wohnraum — der Diabetiker, vor allem, wenn er insulinabhängig ist, sollte Notfallreserven stets bereitliegen haben. Brot oder Äpfel erfüllen — wenn rechtzeitig bei den ersten Anzeichen verzehrt — den gleichen Zweck. Sie haben aber noch den Vorteil, daß sie den Blutzucker nicht rapide, sondern mäßig ansteigen lassen. Das ist oft genug, um den gewünschten Erfolg zu erzielen.

Ein Überkompensieren — also die plötzliche und zu hohe Zufuhr von Zucker — kann auch das Gegenteil erreichen. Welche Zuckermengen erforderlich sind, kann der Diabetiker lernen. Reichen drei oder vier Stückchen Würfelzucker nicht, helfen ein oder zwei Stücke Traubenzucker nicht, kann die Dosis erhöht werden. Tritt nach etwa fünf Minuten keine Wirkung ein, wird die gleiche Menge Zucker zusätzlich verzehrt. So lernt der Diabetiker, mit einer möglichen Unterzuckerung zu leben und gegebenenfalls das Richtige zu tun. Bei Bewußtlosigkeit darf keine Flüssigkeit eingeflößt werden!

Was tablettenbehandelte Patienten tun sollen

Unterzuckerungen bei Patienten, die mit Tabletten behandelt werden, sind nicht ungewöhnlich. Doch im Gegensatz zum insulinspritzenden Diabetiker — dessen Hypoglykämie wegen des völligen Mangels an eigenem Insulin also nur durch Spritzen hervorgerufen wird — hat der tablettenbehandelnde Diabetiker anders auf eine Überzuckerung zu reagieren. Wer mit Tabletten behandelt wird, dessen Bauchspeicheldrüse produziert noch — wenn auch eingeschränkt — Insulin. Richtige Diät plus Tabletten sorgen für den gewünschten Blutzuckerspiegel. Sackt er ab, kann die Diät ihre Wirkung getan haben, können die Tabletten überflüssig gewesen sein. Hier ist unbedingt der Arzt zu befragen. Denn die Tablettenbehandlung muß entweder abgesetzt oder geändert werden. Möglich ist auch die Umstellung auf ein anderes Präparat. Für so behandelte Diabetiker kann die Hypoglykämie eher bedrohlich sein als für den insulinabhängigen Patienten. Denn bei Beachtung der Diätregeln kann der mit Tabletten behandelte Patient bald schon auf eine medikamentöse Behandlung verzichten. Das gilt vor allem für schwergewichtige Diabetiker, die nach entsprechender Gewichtsabnahme automatisch ihren Stoffwechsel verbessern und nicht mehr auf Tabletten angewiesen sind.

Der Arzt kann die Unterzuckerung im Harn nicht feststellen, wenn er von seinen Patienten nicht von Unterzuckerungserscheinungen erfährt, die zu Hause aufgetreten sind.

Gebote für die Insulintherapie

Insulinmenge und Insulinart sollten stets nach ärztlicher Verordnung angewandt werden.

Kurz nach der Insulinspritze ist eine Mahlzeit einzunehmen.

Insulin sollte immer zur gleichen Zeit gespritzt werden. Auch am Wochenende.

Die Reihenfolge der Mahlzeiten sollte eingehalten werden, gleich ob bei Autofahrten, Reisen oder Wanderungen.

Nach einer Insulinspritze ist eine Mahlzeit erforderlich. Ohne diesen Verzehr sollte kein Auto oder eine Maschine bedient werden.

Regelmäßige Urinkontrollen sind selbstverständlich. Positive Zuckertests ziehen eine Azetonfeststellung nach sich.

Bei stärkerer körperlicher Betätigung sind zusätzlich Brot- oder Obstwerte erforderlich. Die Reduzierung der Insulinmengen ist darauf abzustimmen.

Wer Insulin spritzen muß, sollte Angehörige und Bekannte auf die Anzeichen und Gefahren der Unterzuckerung aufmerksam machen. Auch müssen Behandlungsmöglichkeiten genau erläutert werden.

Jeder Diabetiker, der insulinabhängig ist, sollte einen Ausweis bei sich führen, aus dem der behandelnde Arzt und die tägliche Insulinmenge ersichtlich sind.

Einstichstellen für Insulinspritzen sollten planmäßig gewählt werden. Gegebenenfalls ist eine Zeichnung erforderlich.

Auf Reisen genügend Insulinspritzen und Insulin mitnehmen.

Für den Notfall sollte der insulinbehandelte Diabetiker immer einige Stücke Zucker bei sich tragen.

Ständige Selbstkontrolle

Um ein unbeschwertes Leben als Diabetiker zu führen, ist neben der Diät, die eine gute Einstellung des Stoffwechsels herbeiführen soll, die laufende Kontrolle der Stoffwechselsituation nötig. Warum, darüber wurde schon mehrere Male gesprochen. Denn mit der Diabetesbehandlung, mit richtiger Ernährung, gegebenenfalls unterstützt mit Tabletten oder Insulinzufuhren, soll eine Verschlimmerung des Diabetes verhindert, Gefahren vermieden und Gefäßschäden verzögert oder ausgeschlossen werden.

Natürlich ist eine Behandlung ohne den Arzt nicht möglich. Doch es ist nur wenig, was der Arzt zu tun hat. Das meiste bleibt dem Diabetiker selbst überlassen. Deshalb muß er über seinen Zustand, seine Möglichkeiten zur Behandlung genau Bescheid wissen. Nur dann kann er erfolgreich sein, ein Leben ohne Beschwerden zu führen. Grundsätzlich sollte er selbst folgendes kontrollieren:

— den Harnzucker,
— den Blutzucker,
— das Azeton im Urin,
— das Körpergewicht.

Selbstverständlich sind nicht alle Kontrollen ständig oder täglich durchzuführen. Es gehört aber zur Disziplin eines Diabetikers, daß er die Methoden der Urinuntersuchungen, die passende Diät, Vorzeichen eines diabetischen Komas und bestimmte Gesundheitsregeln und Prinzipien der Körperpflege kennt.

Harnuntersuchung

Es gibt mehrere Möglichkeiten, den Harn auf Zucker oder Azeton zu untersuchen. Der Arzt wird einem Diabetiker bei der Wahl der rechten Untersuchungsmöglichkeit helfen. Es wurde bereits beschrieben, daß die Nierenschwelle bei etwa 160 bis 180 mg% Blutzucker liegt. Das sagt aus, Insulin fehlt, der im Blut vorhandene Zucker wird nicht mehr Leber, Muskeln oder Fettgewebe zugeführt. Stattdessen wird er über die Niere unter starkem Flüssigkeitsverbrauch ausgeschieden. Ein sicheres Zeichen dafür, daß der Stoffwechsel gestört ist.

Um das festzustellen, können Teststreifen oder Tabletten mit Urin zusammengebracht werden. Streifen oder Tabletten werde mit Urin betropft. Ist Zucker vorhanden, verfärben sich die Testmittel. Der Grad der Verfärbung gibt Aufschluß über die Blutzuckerkonzentration. Farbskalen zum Vergleich liegen den entsprechenden Tests bei. Über den genauen Gebrauch sagen die beiliegenden Anleitungen genaueres aus.

Die verschiedenen Tests sind recht unterschiedlich in ihrer Genauigkeit. Mal sagen sie nur aus, ob überhaupt Zucker im Urin ist, mal lassen sie eine genaue Aussage über die Konzentration zu. Welche der Kontrollmöglichkeiten für den einzelnen die richtige ist, das wird der Arzt am besten beurteilen können.

Wichtig ist es, über alle Feststellungen Buch zu führen. Nur so läßt sich die Behandlung genau festlegen.

Wenn der Diabetiker einmal krank wird

Bewußt wurde in diesem Buch grundsätzlich vom Diabetes, und nicht von der Zuckerkrankheit gesprochen. Dabei wurde immer davon ausgegangen, daß diese Stoffwechselstörung mit Hilfe einer gezielten Diät, einer vernünftigen Lebensweise und einer genau überwachten Behandlung weitgehend ein beschwerdefreies Dasein möglich macht. Dennoch ist natürlich nicht auszuschließen, daß auch ein Diabetiker einmal andere Krankheiten erleidet. Es muß sogar zugegeben werden, daß Infektionen bei ihm häufiger als bei Stoffwechsel-Gesunden vorkommen, da die körpereigenen Abwehrkräfte geschwächt sind. Als Grundregeln gelten in diesem Fall:

— Niemals eigenmächtig im Krankheitsfall die blutzuckersenkenden Mittel oder die Insulinspritze einfach weglassen.
— Es ist falsch, daß der hungernde Organismus — beispielsweise bei Erbrechen, Durchfall, einer Magenverstimmung oder einer Halsentzündung mit Schluckbeschwerden — kein Insulin braucht.
— Wird es abgesetzt, kann leicht ein diabetisches Koma entstehen.
— Meistens empfiehlt es sich nicht, im Krankheitsfall die gleiche Insulinmenge wie bisher zu nehmen. Vor einer Änderung der Insulindosis, beziehungsweise der Tablettenmenge muß der Stoffwechsel gründlich untersucht werden.
— Nur solche Patienten, die aus den häuslichen Blutzuckerselbstkontrollen und Harnzuckeruntersuchungen die richtigen Folgerungen ziehen können, dürfen in Ausnahmefällen, wenn nicht sofort ein Arzt erreichbar ist, selbständig handeln. Es empfiehlt sich, vier bis sechs Einheiten Altinsulin zu spritzen, wenn die Stoffwechselwerte nicht besser geworden sind.
— Selbstkontrollen des Blutes und des Harns sind im Krankheitsfall alle drei Stunden, beziehungsweise bei jedem Urinieren ratsam.
— So bald wie irgend möglich sollte der Arzt von der Erkrankung verständigt werden.

— Sowie die Harnwerte wieder besser sind, und sei es auch nur geringfügig, sollte kein Altinsulin mehr verabreicht werden.
— Im Krankheitsfall hat es sich bewährt, wenn kleine Mengen Tee oder Wasser sowie Haferschleim oder Haferbrei zu sich genommen werden.
— Bei Erkrankungen, die mit Übelkeit und Erbrechen Hand in Hand gehen, muß immer berücksichtigt werden, daß diese Symptome auch ein diabetisches Koma ankündigen können.
— Sind im Krankheitsfall im Urin keine Zuckerwerte nachweisbar, und liegen auch die Blutzuckerwerte um 100 mg% oder gar darunter, darf die Tabletten- oder Insulinmenge auf 75 bis mitunter sogar 50 Prozent vermindert werden. Doch auch hier muß vor einer zu eigenmächtigen Dosierung durch den Patienten gewarnt werden.
— In diesem Fall ist es ratsam, die Kohlenhydrate in kleinen Portionen und in bekömmlicher, leicht verdaulicher Form zu sich zu nehmen. Bewährt haben sich Zwieback, Tee und Haferschleim.
— Bei der Einnahme von zusätzlichen Medikamenten im Krankheitsfall muß grundsätzlich geprüft werden, ob diese Medikationen nicht die Blutzuckerwerte beeinträchtigen. Wie mehrfach ausführlich geschildert, kann das vor allem bei cortisonhaltigen Präparaten, bei der Antibabypille sowie diversen Diuretika (Entwässerungspräparate) der Fall sein.

Das zuckerkranke Kind

Häufigkeit und erste Anzeichen

Fachleute schätzen, daß allein in der Bundesrepublik knapp unter 10.000 diabetische Kinder leben, die vor dem 14. Lebensjahr erkrankten. Die Zahl der diabetischen Jugendlichen zwischen 14 und 18 Jahren wird auf doppelt so hoch geschätzt. Damit kommt der kindliche Diabetes bei uns nur bei etwa 0.5 Prozent der Bevölkerung vor.

Dennoch soll dieser Form des Diabetes an dieser Stelle ausführlich Rechnung getragen werden, denn es gibt in der Behandlung, in der seelischen Betreuung, in der Ernährung und Kontrolle des diabetischen Kindes immer wieder Situationen, die sich von denen des Erwachsenendiabetes unterscheiden.

Diabetische Kinder und Jugendliche leiden fast ausnahmslos an einem absoluten Mangel an Insulin und müssen daher ihr Leben lang mit Insulin behandelt werden. Allerdings gibt es daneben noch einen weiteren Diabetes-Typ, der sich in den letzten Jahren in der Bundesrepublik in erschreckendem Maße vermehrt hat: Hierbei handelt es sich um den Erwachsenendiabetes, der mehr und mehr auch beim stark übergewichtigen Kind beobachtet wird. Normalerweise läßt sich bei diesen Kindern — wie auch bei manchen übergewichtigen Erwachsenen — dann kein nachweisbarer Diabetes mehr feststellen, wenn sie ihr Gewicht auf ein Normalmaß reduziert haben und sich eisern an die vom Arzt festgesetzten diätetischen Vorschriften halten. Dennoch darf ein solches Kind zu diesem Zeitpunkt nicht als ungefährdet angesehen werden. Bei falscher Ernährung kann jederzeit erneut ein Diabetes auftreten.

Der kindliche Diabetes, von dem hier die Rede sein soll, stellt sich ganz anders dar. Die zunächst normalgewichtigen Kinder nehmen stark ab, klagen über Mattigkeit und Konzentrationsmangel und wirken abgeschlagen und kraftlos. Am auffallendsten jedoch: der extreme Durst und die vermehrte Harnausscheidung. Viele kleine Kinder, die den Windeln längst entwachsen waren, beginnen dann wieder, sich einzunässen.

Der beginnende kindliche Diabetes nimmt im allgemeinen einen so dramatischen und augenfälligen Verlauf, daß die Stoffwechselentgleisung nicht lange unentdeckt bleibt. Der Arzt stellt Zuckerausscheidungen im Urin und eine erhöhte Blutzucker-Konzentration fest.

Nicht immer sind die Ursachen für den Ausbruch des Diabetes zweifelsfrei zu klären. Eindeutig ist lediglich, daß eine erbliche Veranlagung vorhanden war. Zu den auslösenden Faktoren können bestimmte Virusinfekte wie Mumps oder Röteln, aber auch andere Erkrankungen, Verbrennungen oder Verletzungen gehören.

Der erste Schritt: die Klinik

Fast immer wird das diabetische Kind nach Bekanntwerden seiner Stoffwechselentgleisung sofort in die Klinik eingewiesen. Dort ist die rasche Einstellung des Diabetes die vordringlichste Aufgabe. Es wird also versucht, durch die Gabe von Insulin, gekoppelt mit einer gezielten Diät, möglichst schnell wieder günstige Blutzuckerwerte zu erreichen. Außerdem lernen Kinder und deren Eltern während dieser Phase, wie sie künftig mit dem Diabetes umgehen müssen.

Von dieser Ersteinlieferung abgesehen, sollte versucht werden, die Klinikaufenthalte diabetischer Kinder möglichst gering zu halten. Es hat sich als wenig erfolgreich erwiesen, die kleinen Patienten lediglich für eine Neueinstellung des Diabetes in einem Krankenhaus unterzubringen. Meist ist nämlich nach der Entlassung bereits wieder eine Anpassung der Einstellung nötig, weil sich die Verhältnisse in der Klinik, die dortige Aktivität und das Verhalten des Kindes nicht mit den häuslichen Bedingungen vergleichen lassen.

Es versteht sich von selbst, daß trotzdem keine dauerhafte eigenmächtige Behandlung des kindlichen Diabetes angestrebt werden soll. Nach der Entlassung aus der Klinik wird die weiterführende Therapie dem Hausarzt, einem diabetisch erfahrenen Internisten, einem Kinderarzt oder einer Spezialambulanz für Diabetiker übertragen.

Bei rund der Hälfte aller diabetischen Kinder stellt sich kurz nach dem ersten Klinikaufenthalt eine sogenannte Remissions-Phase (Remission = das vorübergehende Zurückgehen von Krankheitserscheinungen) ein, während der der tägliche Bedarf an Insulin immer mehr sinkt. Mitunter sind theoretisch eine Zeit lang überhaupt keine Insulingaben notwendig. Trotzdem sollte während dieser manchmal bis zu zwei Jahren dauernden Remissions-Phase nicht ganz auf das Insulin verzichtet werden. Erstens verstärkt sich dadurch zu leicht die falsche Hoffnung, der Diabetes sei „so gut wie geheilt", und zweitens können sich bei einer mehrfach unterbrochenen Insulinbehandlung viel leichter Insulin-Antikörper bilden, als bei einer fortschreitenden Therapie. So beschränkt man sich während der Remissions-Zeit auf geringe Dosen von Insulin.

Ziele der Dauerbehandlung

Der kindliche Diabetes erfordert immer eine Langzeitbehandlung. Ziel dieser Therapie sollte es sein, das körperliche und seelische Gleichgewicht des Kindes zu erhalten, seine Stoffwechsellage möglichst schwankungsfrei zu halten, eine dem Alter entsprechende Gewichts- und Wachstumsrate zu erzielen, durch eine gute Einstellung Spätfolgen wie Gefäßschäden zu vermeiden und dafür zu sorgen, daß das Kind nicht nur eine weitgehend unbeschwerte und „normale" Kindheit erlebt, sondern auch optimal auf seine Zukunft vorbereitet wird.

Natürlich wird von Vater und Mutter des diabetischen Kindes erwartet, daß sie in der Lage sind, die Insulininjektionen vorzunehmen. Es hat sich jedoch als günstig erwiesen, das Kind schon sehr früh so zu schulen, daß es sich die Spritze notfalls selbst geben kann. Das schafft eine gewisse Unabhängigkeit — sowohl für den Diabetiker, als auch für die Eltern.

Das soll allerdings nicht aussagen, daß ein enger Zusammenhalt innerhalb der Familie nicht von entscheidender therapeutischer Bedeutung ist. Im Gegenteil: Der Verlauf des Diabetes kann durch ein harmonisches Umfeld positiv beeinflußt werden.

Jungen und Mädchen, die bereits in den ersten Lebensjahren zu Diabetikern wurden, können trotzdem einen Kindergarten besuchen. Wichtig ist dabei, daß das Aufsichts- und Erziehungspersonal (Kindergärtnerin) ausführlich über die Krankheit informiert wurde, das Kind sehr genau beobachtet und weiß, was im Fall einer Hypoglykämie zu tun ist. Nicht nur das diabetische Kind, sondern auch die Betreuerin sollte grundsätzlich einige Würfel Zucker, etwas Traubenzucker, gesüßten Fruchtsaft oder eine Banane bei sich haben, um den Zustand der Unterzuckerung rasch wieder ausgleichen zu können.

Hypoglykämien treten bei jugendlichen und kindlichen Diabetikern weit häufiger auf als bei diabetischen Erwachsenen. Der Grund: Die körperlichen Aktivitäten von Kindern und damit ihr Bedarf an Kohlenhydraten sind so unterschiedlich, daß es immer wieder zu drastischen Stoffwechselstörungen kommen kann.

Die kindliche Hypoglykämie unterscheidet sich in ihrem Verlauf kaum von den Unterzuckerungszuständen des Erwachsenen. In leichten Fällen kann sie durch die rasche Gabe von Zucker behoben werden. Nur wenn das Kind bewußtlos ist, muß ein Arzt gerufen werden, der sofort intravenös Zucker einspritzt. Im Notfall können aber auch die Eltern in das Fettgewebe oder den Muskel Glukagon spritzen. Dieses Hormon mobilisiert die letzten Zuckerreserven der Leber und gleicht somit den Blutzuckerausfall wieder aus.

Die wichtigen Selbstkontrollen

Der kindliche Diabetiker sollte so früh wie möglich lernen, mit seiner Stoffwechselstörung umzugehen. Dazu gehört nicht nur, daß er genau weiß, an welche diätetischen Vorschriften er sich zu halten hat. (Sie gleichen in groben Zügen den in diesem Buch ausführlich behandelten

Ernährungs-Richtlinien für den erwachsenen Diabetiker. Allerdings muß beim Kind aufgrund der oft sehr unterschiedlichen Aktivitätsgrade mit den Broteinheiten flexibel verfahren werden. Vor Ausflügen, Wanderungen, anstrengendem Spiel und Sport ist oft eine Broteinheit mehr erlaubt.) Er muß die täglichen Kohlenhydrate auf mehrere Mahlzeiten am Tag verteilen. Er muß wissen, daß sich eine drohende Hypoglykämie als Folge einer zu hohen Insulingabe, einer zu geringen Nahrungsaufnahme oder einer zu großen körperlichen Belastung in Form von Zittern, Schweißausbrüchen, Kopfschmerzen und Wesensveränderungen ankündigt.

Das diabetische Kind sollte darüber hinaus in der Lage sein, seinen Urin zu testen und die diätetischen Konsequenzen aus Zuckerausscheidungen im Harn zu ziehen. Es sollte sein Gewicht kontrollieren und darauf achten, daß der Zeitabstand zwischen der Insulinspritze und der Mahlzeit stimmt. Dieser hängt von der Geschwindigkeit ab, mit der das Insulin seine Wirkung beginnt. Bei schnell wirkenden Insulinpräparaten sollte eine knappe viertel Stunde nach der Injektion gegessen werden. Bekommt das Kind aber ein mittellang wirkendes Insulin ohne Zusatz von schnell wirksamem, kann dieser Abstand auf eine halbe Stunde anwachsen.

Die meisten diabetischen Kinder brauchen täglich mindestens zwei Spritzen. In manchen Fällen hat sich eine dritte Spritze sogar als notwendig erwiesen.

Das diabetische Kind in der Schule

Erfahrungsgemäß haben solche Diabetiker die wenigsten Schwierigkeiten in der Schule, die schon im Kindergartenalter erkrankten und somit bereits Gelegenheit hatten, sich mit ihrer besonderen Stoffwechselsituation vertraut zu machen und weitgehend abzufinden.

Jene Kinder aber, die erst in der Schulzeit erkranken, weisen nicht selten einen vorübergehenden Leistungsabfall auf, der unter anderem durch die Versäumnisse während des Klinikaufenthaltes erklärt werden kann. Es wäre grundlegend falsch, daraus schließen zu wollen, diabetische Kinder seien weniger begabt als ihre stoffwechselgesunden Alterskameraden.

Bei günstiger und möglichst stabiler Stoffwechsellage sollten diabetische Kinder weder vom Sportunterricht, noch von anderen Aktivitäten ausgeschlossen werden, die im Rahmen der Schulausbildung angeboten werden. Je selbstverständlicher sie auch an Wandertagen und Aufenthalten im Schulferienlager, an Interessensgemeinschaften oder Ausflügen in das Schwimmbad teilnehmen, um so weniger laufen sie Gefahr, in eine Außenseiterposition gedrängt zu werden.

Erfreulicherweise werden die meisten diabetischen Kinder überraschend gut mit der Erkenntnis fertig, daß sie ein Leben lang in besonderer Form auf ihre veränderte Stoffwechselsituation Rücksicht nehmen müssen. Sie sollten daher auch weder in der Schule, noch im Elternhaus besonders geschont oder anders behandelt werden als ihre Geschwister, beziehungsweise Klassenkameraden. Ziel ihrer Erziehung sollte es sein, ihr Selbstbewußtsein zu fördern und durch eine solide Ausbildung dafür zu sorgen, daß sie später einen Beruf ergreifen können, der ihren Interessen und Fähigkeiten entspricht und für sie geeignet ist. (Siehe auch Kapitel über „Berufswahl für Diabetiker".)

Pubertät — eine Belastung für den Stoffwechsel

Wie bereits geschildert, erleben sehr viele diabetische Kinder nach der Ersteinstellung in der Klinik unmittelbar nach dem Ausbrechen des Diabetes eine Remissions-Phase, in der vorübergehend nur geringe Insulingaben notwendig sind. Nach dieser Phase, die meistens nur wenige Monate anhält, mitunter aber einen Zeitraum von bis zu zwei Jahren erfaßt, tritt der sogenannte totale Diabetes auf. Jetzt steigt der Insulinbedarf noch einmal deutlich an, um sich dann auf einem gleichbleibenden Niveau zu halten. Zu diesem Zeitpunkt haben die Inselzellen der Bauchspeicheldrüse endgültig aufgehört, Insulin zu produzieren. Trotz des nun herrschenden absoluten Insulinmangels ist bei fachmännischer Behandlung und gezielter Ernährung eine gute und stabile Einstellung möglich.

Eine kritische Phase tritt bei den meisten diabetischen Kindern dann ein, wenn sie in die Pubertät kommen. Fachleute glauben, daß daran unter anderem das in der Hirnhangdrüse vermehrt gebildete Wachstumshormon schuld ist, das zu erheblichen Schwankungen der Blutzuckerwerte führt. Auch spielt die zur Reifezeit typische seelische und körperliche Belastung des Jugendlichen eine große Rolle. Verständlich, daß nun besonders genau auf Ernährung, Injektion, körperliche Aktivitäten und — wenn irgend möglich — innere Ausgeglichenheit geachtet werden sollte. Das liebevolle Verständnis der Eltern kann hier von entscheidender Bedeutung sein.

Nach der kritischen Phase der Reife stabilisiert sich die Stoffwechsellage in den meisten Fällen wieder. Diese Stabilisierung ist um so manifester und dauerhafter, je sorgfältiger die Blutzuckerwerte während der schwierigen und labilen Zeit kontrolliert wurden.

Auch während der Pubertät mit der schwankenden Stoffwechsellage sollte nicht auf Sport und andere körperliche Aktivitäten verzichtet werden. Es ist falsch, die körperliche Bewegung des Kindes und des Jugendlichen als einen Störfaktor für die Einstellung des Diabetes zu betrachten. Im Gegenteil: Sport kann die Zuckerwertung sogar erheblich verbessern. Allerdings sollte darauf geachtet werden, daß der kindliche oder jugendliche Diabetiker die Zeit des Sports und aktiven Spiels auf den Nachmittag, also die Spanne nach dem Mittagessen verlegt. Die Gefahr einer Unterzuckerung ist dann am geringsten. Beim Spiel und Sport geht es aber nicht nur um den positiven Einfluß der Muskelarbeit auf die Zuckerverbrennung, sondern auch um damit verbundene Erfolgserlebnisse, die das Selbstbewußtsin des diabetischen Kindes stärken.

Ferien mit einem Diabetiker? — Kein Problem!

Diabetische Jungen und Mädchen brauchen, wie andere Kinder auch, ihre Ferien, in denen sie frei sind von schulischen Zwängen. Mit der Familie zu verreisen, ist meistens kein Problem, wenn der Urlaub Selbstversorgung einschließt, so daß auf die notwendigen diätetischen Maßnahmen geachtet werden kann. Aber es gibt, wie im Kapitel „Reisen und Fahren mit Diabetes" erwähnt, auch Restaurants und Hotels mit Diät-Küche.

Besonders bewährt haben sich in der Bundesrepublik Diabetiker-Ferienlager, die regelmäßig vom Deutschen Diabetiker-Bund veranstaltet werden. Diese gut organisierten Ferien, bei denen die Kinder und Jugendlichen von fachmännisch geschultem Personal betreut werden, haben sich nicht nur in medizinischer, sondern auch in psychologischer Hinsicht großartig bewährt. In diesen Ferien erleben die diabetischen Kinder, daß es zahlreiche andere Jungen und Mädchen gibt, die ihre besondere Stoffwechselsituation meistern. Sie empfinden sich daher nicht als Außenseiter, nehmen also keine Sonderstellung ein.

Auch ist es mitunter für die Familie des diabetischen Kindes eine verdiente Erholung, eine Zeit lang keinerlei Betreuungspflichten ausüben zu müssen. Dafür wird dann gern in Kauf genommen, daß sich die meisten Kinder stoffwechselmäßig erst an das Ferienlager gewöhnen und nach dem Urlaub zu Hause erneut eingestellt werden müssen. Meistens ist schon nach wenigen Tagen wieder eine ähnlich gute Stoffwechsellage wie vor den Ferien erreicht.

Mutterfreuden — auch mit Diabetes

Vor der Entdeckung des Insulins bedeutete eine Schwangerschaft für die Diabetikerin fast immer den sicheren Tod. Heute ist es die Gesundheit des Kindes, die im Mittelpunkt steht. Groß angelegte Untersuchungen haben aufgezeigt, daß in der Bundesrepublik prozentual gesehen fast genauso viele Diabetikerinnen wie Nicht-Diabetikerinnen schwanger werden. Und: Bei einer günstigen Stoffwechseleinstellung ist die Wahrscheinlichkeit, ein gesundes Kind zur Welt zu bringen, fast genauso groß wie bei der werdenden Mutter ohne Stoffwechselschäden.

Allerdings darf die Familienplanung bei einer Diabetikerin nicht dem Zufall überlassen werden. Klärende Gespräche mit dem Arzt und möglichst auch noch mit einem Genetiker (einem Erbforscher) sind anzuraten. Dabei muß unter anderem so genau wie möglich untersucht werden, ob der Partner der Diabetikerin eine diabetische Veranlagung trägt. Ist das der Fall, steigt das Risiko, ein Kind zu bekommen, das im Laufe seines Lebens zu einem insulinpflichtigen Diabetiker wird, erheblich an. Am meisten gefährdet sind begreiflicherweise die Kinder von zwei diabetischen Elternteilen. Ihre Chance, gesund zur Welt zu kommen und gesund zu bleiben, ist so gering, daß diesen Paaren davon abgeraten werden muß, eine Familie zu gründen. Überhaupt sind die meisten Fachärzte der Meinung, daß der Familienzuwachs auf ein oder maximal zwei Kinder beschränkt werden sollte, weil jede Schwangerschaft für die Diabetikerin eine erhebliche Belastung darstellt und mitunter eine dauerhafte Verschlechterung ihrer Stoffwechsellage bedeuten kann.

Weit häufiger als bei stoffwechselgesunden Frauen kommt es bei der Diabetikerin während der Schwangerschaft zu Komplikationen und Fehlgeburten. Es ist daher unbedingt notwendig, daß sie sich während dieser Zeit mindestens einmal wöchentlich genaueren Untersuchungen unterzieht, die nicht nur vom Frauenarzt, sondern auch von einem diabetologisch erfahrenen Internisten vorgenommen werden sollten und unter anderem Blutdruck- und Gewichtskontrollen einschließen.

Da die Diabetikerin von der 32. Schwangerschaftswoche an — eine normale Schwangerschaft dauert 40 Wochen — besonders sorgfältig überwacht werden sollte, und in den meisten Fällen zur besseren Kontrolle des Stoffwechsels sogar eine Aufnahme ins Krankenhaus vorgenommen wird, sollte der genaue Zeitpunkt der Empfängnis bekannt sein. Dieser läßt sich bestimmen, wenn vor der geplanten Schwangerschaft regelmäßig eine Kurve mit den morgendlichen Basaltemperaturen aufgezeichnet wurde. Bekanntlich steigt die Temperatur der Frau unmittelbar vor dem Eisprung — und nur zu diesem Zeitpunkt ist eine Empfängnis möglich — um ein halbes Grad C an.

Die schwangere Diabetikerin muß noch genauer als bisher auf ihren Stoffwechsel achten. Hierzu sind regelmäßige Selbstkontrollen des Harnzuckers und des Azetons erforderlich. Die Blutzuckerwerte sollten nicht über 140 mg % klettern. Im ersten Schwangerschaftsdrittel treten häufiger Hypoglykämien auf, die jedoch die Gesundheit des ungeborenen Kindes im allgemeinen nicht gefährden. Ein diabetisches Koma ist auf alle Fälle zu vermeiden, denn es endet fast immer mit dem Tod des Kindes.

Die Insulindosis muß oft im ersten Schwangerschaftsdrittel reduziert werden. In dieser Zeit ist es für manche Frauen, die zu morgendlichem Erbrechen neigen, besonders schwierig, den Körper ausreichend mit den erforderlichen Nahrungsmitteln zu versorgen. Im zweiten und letzten Drittel der Schwangerschaft steigt der Insulinbedarf nicht selten drastisch an. So manche werdende Mutter, die vor der Schwangerschaft nur morgens und abends spritzte, braucht nun dreimal täglich die Insulininjektion. Dabei wird im allgemeinen morgens und mittags Alt-Insulin verabreicht, während abends Verzögerungsinsulin verwendet wird.

Der erhöhte Insulinbedarf steigt nach der Entbindung häufig drastisch ab. Mitunter sogar so weit, daß einige Tage lang überhaupt kein Insulin verabreicht werden darf. Durchschnittlich nach einer Woche spielt sich der gewohnte Pegel aber wieder ein und entspricht dann dem wie vor der Schwangerschaft.

Orale Antidiabetika, das sind blutzuckersenkende Mittel, die in Tablettenform eingenommen werden, sind während der Schwangerschaft verboten. Wenn mit gezielter Diät allein keine optimale Stoffwechsellage erreicht werden kann, ist Insulin das Mittel der Wahl.

Die Ernährung der schwangeren Diabetikerin sollte so gestaltet sein, daß sie bis zur Niederkunft nicht mehr als zehn bis elf Kilo an Körpergewicht zunimmt. Die überholte Vorstellung, während dieser Zeit „für zwei" essen zu müssen, ist für sie besonders gefährlich. Tatsächlich nimmt ihr Kalorienbedarf nur geringfügig zu. Nur der Anteil an Eiweiß sollte auf 1.5 bis 2 g Eiweiß pro Kilogramm Sollgewicht gesteigert werden. Die Menge der Kohlenhydrate braucht — je nach Sollgewicht — 17 bis 22 Broteinheiten nicht zu übersteigen.

Während der Schwangerschaft ist eine möglichst enge Zusammenarbeit von Diabetikerin, Frauenarzt und einem diabetologisch erfahrenen Internisten unerläßlich. Es müssen nicht nur Blutdruck, Urinstatus, Leibesumfang und Gewicht der werdenden Mutter regelmäßig kontrolliert werden, sondern von Zeit zu Zeit wird auch die Höhe des Blutfarbstoffes gemessen. Darüber hinaus werden innere Untersuchungen durchgeführt und weitere Blutwerte bestimmt. Auch wird immer wieder geprüft, wieviel Schwangerschafts-Hormon im 24-Stunden-Urin vorhanden ist. Daraus läßt sich die intakte Leistung des Mutterkuchens erkennen. Mit Hilfe der Ultraschalldiagnostik wird das Wachstum des Kindes verfolgt. Erfahrungsgemäß sind die Babys von Diabetikerinnen in der Regel größer und schwerer als die von nichtdiabetischen Müttern.

Gegen Ende der Schwangerschaft stellt sich bei vielen Diabetikerinnen ein Nachlassen der Funktionstüchtigkeit des Mutterkuchens ein. Das kann in extremen Fällen zum Absterben des Fötus im Mutterleib führen. Aus diesem Grunde dauert die Schwangerschaft der meisten Diabetikerinnen zwei bis vier Wochen weniger lang als üblich. Der Arzt überwacht den Zustand der werdenden Mutter und setzt den Geburtstermin anhand der Funktionstüchtigkeit des Mutterkuchens sowie der Stoffwechsellage fest. Natürlich wird auch bei der Diabetikerin versucht, eine normale, also nicht eingeleitete Geburt abzuwarten. Das gelingt jedoch nur in wenigen Fällen. Der Geburtstermin wird vom Arzt — wenn eine spontane Niederkunft ausgeschlossen scheint — möglichst lange hinausgezögert, damit das Kind ausgereift und lebenskräftig ist. Ein Kaiserschnitt wird normalerweise nur dann vorgenommen, wenn das Kind übergroß ist oder gesundheitlich gefährdet scheint.

Die Entbindung sollte auf alle Fälle in einem Zentrum erfolgen, in dem diabetologisch versierte Internisten, Geburtshelfer und Kinderärzte zusammenarbeiten, um das Risiko von Mutter und Kind gering zu halten. Trotz ihres meist erhöhten Gewichts sind die Kinder von diabetischen Müttern oft sehr viel anfälliger als die von stoffwechselgesunden Frauen. Sie werden im allgemeinen mehrere Tage lang intensiv behandelt und müssen dazu von der Mutter getrennt werden. Ein Stillen ist unter diesen Umständen meist nicht möglich.

Werden Mutter und Kind nach Hause entlassen — und das geschieht im allgemeinen erst, wenn die Diabetikerin stoffwechselmäßig wieder optimal eingestellt und das Kind gesund ist — braucht die Diabetikerin von seiten ihres Partners sehr viel Liebe und Verständnis. Auch während der für sie oft schwierigen Schwangerschaft muß sie sich ganz auf ihren Partner verlassen können. Hat sie aber erst ihr gesundes Kind im Arm, sind fast immer alle ausgestandenen Ängste und Strapazen sofort wieder vergessen.

Was die Diabetikerin während der Schwangerschaft beachten muß

— Eine gleichmäßige Einstellung des Diabetes vermindert die Gefährdung des Kindes.
— Die während der ersten drei Monate häufiger auftretenden Unterzuckerungserscheinungen gefährden das ungeborene Kind nicht.
— Schwangere müssen damit rechnen, daß die Nierenschwelle sinkt. Es tritt also Zucker im Harn auf, obwohl sich die Blutzuckerwerte nicht

verschlechtert haben. Die Selbstkontrolle der Blutzuckerwerte gibt genauen Aufschluß.

— Sofortige ärztliche Behandlung ist dann erforderlich, wenn der Blutzuckerwert zu hoch ist und gleichzeitig Azeton über den Harn festgestellt wird.

— Blutdruck und Körpergewicht sind ständig — mindestens wöchentlich — zu kontrollieren. Mehr als zehn Kilogramm sollte eine Schwangere während des Austragens nicht zunehmen.

— Augenuntersuchungen im Abstand von vier Wochen sind notwendig, um Netzhautveränderungen rechtzeitig zu erkennen und behandeln zu können.

— Das Kind einer Schwangeren unterliegt besonderen Gefahren. Das sollte auch bei der Auswahl des Krankenhauses oder der Klinik berücksichtigt werden. Besonders erfahrene Ärzte und klinische Einrichtungen für schwangere Diabetikerinnen sind erforderlich und nicht als Übertreibung abzutun.

— Es ist absolut nicht ungewöhnlich, daß Diabetikerinnen früher als andere Frauen entbinden. Die Krankenhausaufnahme sollte daher früher erfolgen.

— Der Insulinbedarf ändert sich nach der Entbindung. War er während der Schwangerschaft erhöht, sinkt er nach der Geburt für kurze Zeit rapide. Dann aber sind wieder Insulingaben wie vor der Schwangerschaft nötig.

Besonderheiten in der Ehe, der Familie und dem Beruf

Dürfen Diabetiker überhaupt heiraten?

Diese Frage kann mit einem eindeutigen „Ja" beantwortet werden. Untersuchungen haben ergeben, daß — im ersten Moment erscheint das paradox — gerade Partnerschaften zwischen einem Diabetiker und einem stoffwechselgesunden Menschen besonders haltbar und dauerhaft sind. Der Grund: In Krisenzeiten rückt man einander näher. Man ist füreinander da.

Und genau das wird von dem Ehegefährten eines Diabetikers oder einer Diabetikerin erwartet. Der gesunde Partner muß sich mit der Stoffwechselentgleisung, mit der Behandlung, der Diät, der Gefahr einer Unterzuckerung und der möglichen Verschlechterung des Allgemeinzustandes vertraut machen. Er muß wissen, daß Spätschäden, unter anderem an den Gefäßen, nicht auszuschließen sind, und daß selbst bei günstiger Stoffwechsellage Komplikationen auftreten können.

In diesem Zusammenhang darf nicht ausgeklammert werden, daß es vor allem im intimen und zwischenmenschlichen Bereich Schwierigkeiten geben kann. Das bedeutet bei der Frau das Risiko einer Schwangerschaft, die ungeheure Disziplin in den Lebens- und Eßgewohnheiten verlangt, und beim Mann die mögliche Potenzstörung, das heißt, die Störung des sexuellen Könnens, die nicht unbedingt Hand in Hand gehen muß mit einem Nachlassen des sexuellen Verlangens (Libido).

Gerade in dieser Situation wird von der Partnerin sehr viel Verständnis und Einfühlungsvermögen erwartet, denn erfahrungsgemäß sind nur die wenigsten Männer in der Lage, offen über ihre sexuellen Schwierigkeiten zu sprechen, oder sich gar von einem Arzt helfen zu lassen.

Leider kann nicht verschwiegen werden, daß es eine für den Diabetiker typische Störung der Nervenfunktion im Beckenbereich gibt, die zu Potenzstörungen führt und weder durch eine hormonelle, noch durch eine andere Behandlung wirkungsvoll bekämpft werden kann. Allerdings gilt auch hier: Je günstiger und ausgewogener die Stoffwechsellage ist, desto wahrscheinlicher ist auch ein Verschwinden der sexuellen Problematik.

Die Schwangerschaft einer Diabetikerin sollte niemals dem Zufall überlassen bleiben, sondern immer geplant sein. Der Arzt kann am besten feststellen, zu welchem Zeitpunkt die Stoffwechsellage günstig und stabil genug ist, um eine Schwangerschaft zu erwägen. Es versteht sich von selbst, daß die werdende Mutter, die sich noch strikter als bisher an ihre Diätvorschriften zu halten hat, nun die Unterstützung ihres Partners, seinen Trost und seine Aufmunterung braucht. Eine Sorge kann ihr allerdings genommen werden: Es stimmt nicht, wie noch heute vielfach angenommen, daß eine Diabetikerin automatisch ein Kind zur Welt bringen wird, das im Laufe seines Lebens zum insulinpflichtigen Diabetiker wird. Vielmehr ist die Wahrscheinlichkeit noch unter zehn Prozent, vorausgesetzt, der Partner hat keine latente, also noch nicht entdeckte diabetische Veranlagung. Ist sie hingegen vorhanden, so steigt die Chance, ein Kind zu bekommen, das im Laufe seines Lebens einen manifesten, also erkennbaren Diabetes entwickelt, auf 30 bis 50 Prozent. Noch ungünstiger sind die Statistiken begreiflicherweise dann, wenn beide Eltern an einem manifesten Diabetes leiden. In diesem Falle sollte vor der Familienplanung nicht nur der Arzt zu Rate gezogen werden, sondern es empfiehlt sich auch, ein genetisches, also erbbiologisches Gutachten anzufordern.

Genauso wichtig wie die rein medizinischen Faktoren sind im Zusammenleben mit einem Diabetiker, in Ehe, Sexualität und Familienplanung aber die seelischen Komponenten. In erster Linie geht es darum, daß der Diabetiker nicht aufgrund seiner eigenen Einstellung zu sich selbst in eine Außenseiterposition gedrängt wird. Nur wenn er sich als gleichberechtigtes, vollwertiges Mitglied der Gesellschaft empfindet, wenn er sich zutraut, sein Leistungspotential auszuschöpfen, kann er mit seinem Diabetes ein lebenswertes, ja sogar ein besonders intensives, weil bewußtes Dasein führen. Ihm dabei zu helfen, das sollte die vordringlichste Aufgabe des Lebensgefährten sein. Letzterer muß auch erkennen und unterstützen, daß der Diabetiker um so eher ein unbeschwertes und risikoarmes Leben führen kann, je genauer er sich an die in diesem Buch aufgezeigten diätetischen und gesundheitlichen Vorschriften hält.

Berufswahl — eine entscheidende Frage

Nicht nur das Selbstwertgefühl, sondern auch die Anerkennung anderer sowie die soziale Stellung sind aus seelischen Gründen gerade für den Diabetiker von entscheidender Bedeutung. Kein Wunder also, daß er danach trachtet, einen Beruf zu ergreifen, der ihn nicht nur ausfüllt, sondern ihm auch in der Gesellschaft eine besondere Position gestattet. Jugendliche Diabetiker, die zum Zeitpunkt der Berufswahl bereits um ihre Stoffwechselentgleisung wissen, können sich naturgemäß schon in der Ausbildung darauf einstellen. Für Erwachsene indes, die bereits im Berufsleben stehen, wenn sie an Diabetes erkranken, ist mitunter eine Umschulung unumgänglich, denn es gibt eine ganze Reihe von Berufen, die für den Diabetiker nicht tragbar sind. Der Ausschuß „Sozialmedizin" der Deutschen Diabetesgesellschaft hat die geeigneten und weniger geeigneten Berufe zusammengestellt.

Nicht geeignet:

Gruppe I: Alle jene Berufe, die aus Gründen der Sicherheit nicht ausgeübt werden sollten. Dazu gehören Pilot, Schrankenwärter, Kapitän, Krankenführer, Expeditionsleiter, Reiseführer, Lokomotivführer, Straßenbahn- oder Omnibusfahrer.

Gruppe II: All jene Berufe, die Diabetiker ihrer eigenen Sicherheit zuliebe nicht ausüben sollten. Dazu gehören Schornsteinfeger, Dachdecker, Maurer, Telegrafenarbeiter, Feuerwehrmann, Hochseilartist, Hochofen- und Grubenarbeiter.

Gruppe III: All jene Berufe, die den Diabetiker ständig in Versuchung führen, seine Ernährungsgewohnheiten umzustellen. Dazu gehören Konditor, Bäcker, Koch, Gastwirt, Kellner und Lebensmittelverkäufer.

Gruppe IV: All jene Berufe, die es dem Diabetiker schwer machen, eine geregelte Lebensweise einzuhalten. Das sind Schichtarbeiter, Handelsvertreter, Künstler und Forscher.

Geeignet:

Geeignet sind grundsätzlich all jene Berufe, die eine geregelte Arbeitszeit, Diabeteskontrolle am Arbeitsplatz sowie die Möglichkeit einer Diätverpflegung bieten. Damit sind automatisch alle Heilberufe wie Arzt, Apotheker, Zahnarzt, aber auch alle Heilhilfsberufe wie Arzthelferin, Sprechstundenhilfe, Laborantin, Krankenschwester, Pfleger, technische Assistentin, Diätassistentin, Krankengymnastin und Zahnarzthelferin ideal.

Die Deutsche Diabetikergesellschaft empfiehlt darüber hinaus noch folgende Berufe: Beamte und Angestellte im Dienst von Krankenhäusern, wissenschaftlichen Instituten und Gesundheitsämtern sowie alle Lehrberufe.

Der öffentliche Dienst

Immer wieder werden auch heute noch Beispiele bekannt, nach denen Diabetiker nicht als Beamte in den öffentlichen Dienst übernommen werden. Die Gründe dafür sind keineswegs schlechtere Leistung als die Kollegen oder gar mangelhafte Arbeitsmoral — im Gegenteil, letztere ist meistens besonders lobenswert — sondern vielmehr Mißverständnisse bei den Vorgesetzten, die keine klaren Vorstellungen von der Belastbarkeit des Diabetikers haben. Dabei ist aus medizinischen Gründen nichts gegen eine Beschäftigung, beziehungsweise Übernahme als Beamter einzuwenden, wenn der arbeitsfähige Diabetiker mit den entsprechenden Behandlungsmethoden gut und stabil einstellbar ist.

Um diesem immer wiederkehrenden Problem entgegenzutreten, hat das Bundesinnenministerium schon vor längerer Zeit in Zusammenarbeit mit Diabetes-Spezialisten „Richtlinien über die Beschäftigung von

Diabetikern im Öffentlichen Dienst" herausgegeben, die im Jahre 1982 noch einmal überarbeitet und neu formuliert wurden. Diese Richtlinien werden von den meisten Bundesländern in ihrer Grundsätzlichkeit übernommen, auch wenn sie nicht bindend sind.

Schon wegen dieser gesetzlichen Erleichterung ist es ratsam, daß der Diabetiker am Arbeitsplatz seine besondere Situation nicht verschweigt. Es ist zwar verständlich, daß er sich davor scheut, von ignoranten Mitbürgern als Mensch zweiter Klasse, oder als Behinderter eingestuft zu werden, doch tut er sich selbst keinen Gefallen, wenn er seine Stoffwechselstörung verheimlicht. Schon deshalb nicht, weil es im Zustand der Unterzuckerung Situationen geben kann, die die sofortige Hilfe der Kollegen erfordern. Auch wird es auf Dauer keinem Arbeitgeber verborgen bleiben, wenn ein Arbeitnehmer wegen notwendiger regelmäßiger Arztbesuche häufig fehlt. Alles in allem gilt: Je selbstverständlicher und natürlicher der Diabetiker auch am Arbeitsplatz mit seiner besonderen Situation umgeht, um so verständnisvoller wird er auch von seinen Kolleginnen und Kollegen sowie seinen Vorgesetzten akzeptiert.

Reisen und Fahren mit Diabetes

Um es noch einmal hervorzuheben: Oberstes Ziel des Diabetikers soll es sein, trotz seiner besonderen Stoffwechsellage und den damit verbundenen besonderen Lebens- und Eßgewohnheiten so unbeschwert und „normal" wie möglich zu leben. Dazu gehört es auch, daß er sich nicht freiwillig von Besuchen im Restaurant, von Ausflügen und Reisen ausschließt. Gewiß, eine Reihe von Vorsichts- und Vorbeugungsmaßnahmen müssen beachtet werden, aber dann kann der Diabetiker seine Ferien genauso genießen wie jeder andere. Hier zwölf goldene Regeln für den Urlaub:

1. Das oberste Gebot auf Reisen lautet: Der Stoffwechsel darf trotz der veränderten Situation nicht entgleisen. Das heißt: Der übliche Zeitplan für die Mahlzeiten und die Tabletteneinnahme, beziehungsweise für die Insulinspritze sollte so wenig verändert werden wie irgend möglich. Verschieben sich auf einer weiten Flugreise Tages- und Nachtzeit, so muß der Diabetiker bei seinen festgesetzten „Heimat-"Zeiten bleiben.

2. Gerade während des Urlaubs darf die Harnzuckerselbstkontrolle, notfalls sogar die Blutzuckerselbstkontrolle nicht vernachlässigt werden. Gesteigerte körperliche Aktivität kann nämlich den Stoffwechsel verändern. Durch eine Erhöhung der Kohlenhydratzufuhr und eine Verminderung der Tabletten- oder Insulinmenge kann das wieder ausgeglichen werden.

3. Vor einer Reise ins Ausland sollte sich der Diabetiker mit den dort üblichen Nahrungsmitteln, ihrer Zubereitung und vor allem ihrer Zuträglichkeit für seinen Zustand vertraut machen.

4. Am günstigsten sind solche Reisen, die es dem Diabetiker erlauben, sich weitgehend selbst zu verpflegen, also Campingferien und Unterbringung in einem Appartement oder einer Ferienwohnung mit Kochgelegenheit.

5. Gerade vor Reisen ins Ausland sollten sich Diabetiker mit speziellen Produkten wie Diabetiker-Süße und Diabetiker-Marmelade eindecken, falls diese zu ihrer üblichen Ernährung gehören. Die Zuckeraustausch- und -ersatzstoffe sind nämlich in jedem Land unter einem anderen Markenzeichen und Namen erhältlich.

6. Grundsätzlich ist es günstiger, nicht automatisch die Vollpension zu buchen, weil diese dem Diabetiker zu wenig Ausweichmöglichkeiten bietet. Er ist besser beraten, wenn er à la carte ißt, sich somit seine Nahrung selbst zusammenstellt.

7. Wer sich über längere Zeit im Restaurant ernähren muß, sollte eine Reihe von zusätzlichen Nahrungsmitteln in abgepackter Form bei sich haben, um den Kostplan auf diese Art und Weise zu ergänzen.

8. Wenn irgend möglich, sollte sich der Diabetiker an solche Gaststätten und Lokale halten, die nachweislich eine Diätküche haben. Eine Liste dieser Restaurants ist bei der
Gütegemeinschaft Diätverpflegung, e.V., Moorenstraße 5, Gebäudenummer 14.97, 4000 Düsseldorf 1, Tel.: 02 11 / 3 11 85 31
erhältlich.

9. Die oft gehegte Angst, das Insulin könne in heißen Ländern Schaden nehmen und seine blutzuckersenkende Wirkung verlieren, ist weitgehend unbegründet. Wenn die Ampullen vor direkter Sonneneinstrahlung und zu großer Hitze geschützt werden — das kann im Rucksack oder im Handschuhfach des Autos sein — sind sie mehrere Tage haltbar. In tropischen Klimazonen empfiehlt sich eine handliche Kühltasche.

10. Es ist dringend ratsam, auf allen Reisen und Ausflügen den Diabetikerausweis mit sich zu führen. Am besten ist es, die entsprechenden Hinweise in der jeweiligen Landessprache in den Ausweis einzukleben. Im Anhang dieses Buches sind mehrere Übersetzungen aufgeführt. Auch kann es nicht schaden, einen übersetzten Vermerk dabei zu haben, aus dem hervorgeht, wie Mitreisende im Falle einer Unterzuckerung helfen können.

11. Die für manche Länder vorgeschriebenen Impfungen sind natürlich

auch vom Diabetiker wahrzunehmen. Normalerweise sind sie für ihn nicht gefährlicher als für den Nicht-Diabetiker. Bedeutet eine heftige Impfreaktion aber ein Ansteigen der Blutzuckerwerte, so wird das durch diätetische und medikamentöse Maßnahmen, wie sie jeder Diabetiker für sich selbst im Griff haben sollte, wieder ausgeglichen.

12. Grundsätzlich gilt vor Antritt einer längeren Reise: Der Stoffwechsel sollte so stabil und ideal eingestellt sein wie nur irgend möglich.

Führerschein — ja oder nein?

Diabetiker sind, entgegen einer noch bis vor wenigen Jahren geltenden Meinung, keine schlechteren Autofahrer als Nicht-Diabetiker. Im Gegenteil: Die Tatsache, daß sie normalerweise keinen, oder nur sehr wenig Alkohol zu sich nehmen, bedeutet, daß sie auffallend selten in Unfälle verwickelt sind. Auch sind sie ein diszipliniertes Leben gewohnt, was sich positiv auf ihre Fahrweise auswirkt. Dennoch gibt es vier Gruppen von Diabetikern, denen — wenigstens vorübergehend — keine Fahrerlaubnis erteilt wird:
● Diabetiker, die zu Stoffwechselentgleisungen neigen, weil sie sehr stark schwankende Blutzuckerwerte haben.
● Diabetiker, die erst seit wenigen Wochen — die Mindestgrenze liegt bei drei Monaten — auf Insulin eingestellt sind.
● Diabetiker, die unter heftigen Komplikationen des Gefäßsystems, des Herzens, der Nieren und Augen leiden.
● Diabetiker mit vorzeitigen Verschleißerscheinungen, die sich nur schlecht konzentrieren können, und deren Reaktionsvermögen und Urteilsfähigkeit nachweislich herabgesetzt sind.
Längst gibt es klare Richtlinien vom Bundesverkehrsministerium über die Eignungsprüfung von diabetischen Autofahrern. Sie müssen ihre Fahrtauglichkeit bei Erwerb des Führerscheins durch ein ärztliches Gutachten nachweisen. Danach hängt es vom Schweregrad des Diabetes ab, in welchen Abständen diese fachärztlichen Zeugnisse der Straßenverkehrsbehörde vorgelegt werden müssen. Für die Führerschein-

klasse 2 sowie für Führerscheine für Taxis und Busse ist ein Eignungsgutachten erforderlich, das von einer medizinisch-psychologischen Untersuchungsstelle angefertigt wird. Dieses Gutachten ist bei insulinspritzenden Patienten für alle Führerscheinklassen notwendig. Sie dürfen grundsätzlich keine Omnibusse fahren.

In der Bundesrepublik gibt es nur sehr wenige Diabetiker, denen auf Dauer der Führerschein verweigert wurde. Für die anderen gilt es, eine Reihe von Vorsichtsmaßnahmen zu beachten, die vermeiden helfen, daß es aufgrund des Diabetes oder etwaiger Behandlungsfolgen zu Unfällen im Straßenverkehr kommt. Diese Vorsichtsmaßnahmen sind:

— Immer eine ausreichende Menge schnell verdaulicher und rasch wirksamer Kohlenhydrate wie Würfelzucker oder Schokolade griffbereit bei sich führen, die im Falle einer drohenden Hypoglykämie verzehrt werden.
— Keine Fahrt antreten, wenn der Verdacht einer Unterzuckerung besteht.
— Bei den ersten Zeichen einer Hypoglykämie sofort anhalten, Gegenmaßnahmen ergreifen und die Fahrt erst nach eindeutiger Besserung des Zustandes fortsetzen.
— Vor Antritt einer Fahrt nie weniger Kohlenhydrate zu sich nehmen als sonst.
— Niemals die Insulindosis vor einer Fahrt eigenmächtig erhöhen.
— Den Zeitpunkt der Spritze oder der Tabletteneinnahme gerade unterwegs nicht verändern.
— Die Mahlzeiten unterwegs genauso gewissenhaft einhalten wie zu Hause.
— Grundsätzlich jene Fahrgeschwindigkeit einhalten, die als angemessen und sicher empfunden wird.
— Immer den Diabetiker-Ausweis oder andere Papiere bei sich führen, die auf die Zuckerkrankheit hinweisen.
— Stets einen Vermerk bei sich haben, wie andere im Falle einer Unterzuckerung helfen können.
— Lange Fahrten mit dem Auto, die den Diabetiker aus seinem Rhythmus bringen, vermeiden.
— Nach jeder Stunde eine Pause einlegen und eine Kleinigkeit essen.

— Höchstgeschwindigkeiten vermeiden.
— Vor und während der Fahrt keinen Alkohol trinken.
— Den allgemeinen Gesundheitszustand und damit die Fahrtüchtigkeit regelmäßig von einem Arzt prüfen lassen.

Was der Kraftfahrer wissen sollte, wenn er Insulin spritzt:

● Im Fahrzeug sollten immer rasch wirkende Kohlenhydrate, wie Würfel- oder Traubenzucker, vorhanden sein. Auch der Beifahrer sollte darüber unterrichtet sein.

● Kommt während einer Fahrt auch nur der kleinste Verdacht eines hypoglykämischen Schocks auf, muß der Fahrer sein Fahrzeug sofort anhalten. Erst wenn der Schockzustand durch Einnahme von Kohlenhydraten ganz abgeklungen ist, darf über eine Weiterfahrt entschieden werden.

● Gleiches gilt schon vor Antritt der Fahrt, wenn eine Unterzuckerung mit ihren Schockwirkungen bemerkt wird. Auf keinen Fall darf die eigene Sicherheit oder die anderer gefährdet werden.

● Bevor die Fahrt angetreten wird, sollte mindestens die übliche Zahl an Kohlenhydraten verzehrt werden. Ein geringer Mehrverbrauch ist eher angebracht.

● Beim Spritzen der Insulinmenge ist äußerste Genauigkeit angebracht. Es darf nicht mehr Insulin gespritzt werden, die üblichen Zeiten sind genau einzuhalten.

● Der gewohnte Tagesablauf sollte weder durch lange Fahrten noch durch Nachtreisen unterbrochen werden.

● Sollten die Fahrten länger dauern, sind kleine „Schmankerln" zwischendurch erlaubt. Alle zwei Stunden sollten abgezählt Kohlenhydrate aufgenommen werden.

● Höchstgeschwindigkeiten sollte der Diabetiker meiden. Die Kilometerleistung sollte nicht zu hoch angesetzt werden.

● Beim Alkohol gilt für den Diabetiker gleiches wie für jeden anderen Autofahrer: Während der Fahrt ist er grundsätzlich verboten.

Aus der Praxis des Arztes:
Die häufigsten Fragen der Diabetiker

Frage:

Lohnt es sich, dem Deutschen Diabetikerbund beizutreten, wenn man Diabetiker ist?

Antwort:

Auf alle Fälle. Diese uneigennützige Organisation gibt eine eigene Zeitschrift, das Diabetes-Journal, und zahlreiche Broschüren heraus, die die Diabetiker von kompetenter Seite über aktuelle Probleme ihrer besonderen Stoffwechselsituation unterrichtet. Die Anschrift lautet:

Deutscher Diabetikerbund
Marktstraße 37
6750 Kaiserslautern
Tel.: 06 31 / 7 64 88

Ziel dieser Vereinigung ist die Förderung der Gesundheit und die soziale Rehabilitation der in der Bundesrepublik Deutschland und West-Berlin ansässigen Diabetiker.

Frage:

Welche Maßnahmen ergreift der Diabetikerbund?

Antwort:

Er fördert die Diabetesforschung sowie alle Maßnahmen zur Verbesserung der ärztlichen und diätetischen Betreuung sowie der Schulung der Diabetiker. Ferner werden Maßnahmen zur Vorbeugung und Früherkennung des Diabetes unterstützt. Schließlich wird die Öffentlichkeit, und dazu gehören in erster Linie Bundes- und Landesbehörden, Sozialversicherungsträger, Krankenkassen, Arbeitgeber und Lehrkräfte über die Probleme des Diabetikers informiert.

Frage:

Welche Faktoren begünstigen die Entwicklung des Diabetes?

Antwort:

Außer der erblichen Veranlagung, die in praktisch alle Fällen vorhanden ist, gehören Funktionsstörungen der Bauchspeicheldrüse, Leber, Nebennieren und Hirnanhange dazu.

Frage:

Wie häufig ist die Zuckerkrankheit in der Bundesrepublik?

Antwort:

Fachleute schätzen, daß zwei bis vier Prozent aller Bundesbürger zukkerkrank sind, daß viele aber nichts von ihrer Stoffwechsellage wissen.

Frage:

Wie ist es möglich, daß jemand Diabetes hat, ohne es zu merken?

Antwort:

Bei leichten Fällen stellen sich keine nennenswerten Symptome dar. Der Betroffene fühlt sich weitgehend gesund. Sein Diabetes wird häufig rein zufällig bei einer routinemäßigen Harnuntersuchung oder durch eine Blutzuckerbestimmung entdeckt.

Frage:

Kann ein Infekt die Zuckerkrankheit auslösen?

Antwort:

In direkter Form nicht, aber nicht selten wird ein bereits latent (verborgen) vorhandener Diabetes dadurch so verschlimmert, daß er entdeckt wird.

Frage:

Sind Diabetiker besonders infektionsanfällig?

Antwort:

Leider ist das so. Auch funktioniert das körpereigene Abwehrsystem des Diabetikers schlechter als das des Nicht-Diabetikers. Peinlich genaue persönliche Hygiene zur Vermeidung von Infektionen ist daher besonders wichtig.

Frage:

Müssen Diabetiker häufiger zum Zahnarzt als Nicht-Diabetiker?

Antwort:

Auf alle Fälle. Diabetische Gefäßveränderungen, die Stoffwechselstörung selbst und die erhöhte Infektanfälligkeit führen zu einem überdurchschnittlich hohen Zahnverlust bei Diabetikern. Dieser ist weniger auf Karies (Zahnfäule), als vielmehr auf Parodontose (Zahnfleischschwund) und einen gesteigerten Abbau des knöchernen Halteapparates zurückzuführen.

Frage:

Wie kommt es dann, daß diabetische Kinder oft bessere Zähne haben als nicht-diabetische?

Antwort:

Die verbreitetste Zivilisationskrankheit der Zähne ist die Karies. Diese kommt dadurch zustande, daß bei mangelhafter Säuberung der Zähne zwischen den einzelnen Zähnen Nahrungsreste verbleiben, die zu faulen beginnen und sich in Säuren umbilden, die den Zahnschmelz angreifen. Besonders gefährlich sind dabei Speisereste von Feinmehlprodukten und alle Formen von Süßigkeiten. Da diabetische Kinder die Zufuhr und Zusammenstellung ihrer Kohlenhydrate besonders sorgfältig überwachen müssen, ist bei ihnen die Karies nur halb so selten wie bei ihren nicht-diabetischen Altersgenossen.

Frage:

Welches sind die verbreitetsten Folgeerscheinungen eines jahrelangen Diabetes?

Antwort:

Das sind Arterienverkalkung (Arteriosklerose), Durchblutungsstörungen in den Beinen sowie Herz-, Nieren- und Augenleiden.

Frage:

Was kann man tun, um das Risiko dieser Folgeerscheinungen so gering wie möglich zu halten?

Antwort:

Eine genaue Einstellung des Diabetikers, zu der in erster Linie eine gezielte Ernährung gehört, kann das Risiko der Folgeerkrankungen erheblich senken.

Frage:

Stimmt es, daß viele Diabetiker länger leben als ihre stoffwechselgesunden Altersgenossen?

Antwort:

Tatsächlich zeichnet sich dieser Trend mehr und mehr ab. Das liegt nicht nur daran, daß die Entdeckung des Insulins sowie neue diätetische Erkenntnisse die Behandlung des Diabetes erheblich verbessert haben. Entscheidend ist auch, daß Diabetiker ein geregeltes und oft gesünderes Leben führen als Nicht-Diabetiker und sich auch häufiger ärztlichen Kontrollen unterziehen.

Frage:

Welche Nahrungsmittel sind dem Diabetiker strikt verboten?

Antwort:

Alle Nahrungsmittel mit hohen Zuckeranteilen wie Süßigkeiten, Bonbons, Pralinen, Kuchen, Mehlspeisen, Kuchen, Kekse, Konditorwaren und Rohzucker. Ferner müssen Feinmehlprodukte und stärkereiche Nahrungsmittel wie Kartoffeln, Teigwaren, Brot und Reis eingeschränkt werden.

Frage:

Dürfen Diabetikerinnen schwanger werden?

Antwort:

Dank des Standes der modernen Medizin ist das Risiko für eine schwangere Diabetikerin bei genauer Befolgung aller ärztlichen Anweisungen kaum höher als das der nicht-diabetischen werdenden Mutter.

Frage:

Bekommt eine Diabetikerin immer ein diabetisches Kind?

Antwort:

Keineswegs. Das hängt unter anderem entscheidend davon ab, ob der Vater Träger eines diabetischen Erbgutes ist.

Frage:

Darf eine Diabetikerin ihr Kind stillen?

Antwort:

Grundsätzlich ja, allerdings ist während dieser Zeit eine intensive und regelmäßige Stoffwechselkontrolle nötig.

Frage:

Sollten ein diabetischer Mann und eine diabetische Mutter eine Familie gründen?

Antwort:

In diesem Fall sind aus genetischer, also erbbiologischer Sicht die Aussichten auf ein gesundes Kind so gering, daß von einer Schwangerschaft abgesehen werden sollte.

Frage:

Was passiert, wenn ein Diabetiker operiert werden muß?

Antwort:

Aufgrund der modernen Betreuungsmethoden und der sorgfältigen

Überwachung des Diabetes in der Klinik ist ein operativer Eingriff für den Diabetiker heute kaum gefährlicher als für den Nicht-Diabetiker.

Frage:

Darf ein insulinpflichtiger Diabetiker bei schlechter Stoffwechsellage sozusagen aus Sicherheit ein wenig mehr Insulin spritzen als vorgeschrieben?

Antwort:

Das ist wenig ratsam. Dem Stoffwechselgeschehen ist mit einer sogenannten Überinsulierung kein Gefallen getan. Vor jeder Änderung der Insulinmenge sollte der Arzt befragt werden. Untersuchungen haben gezeigt, daß die meisten Diabetiker bei eigener Anpassung eher zuviel, und nur selten zuwenig Insulin injizieren.

Frage:

Kann ein Diabetes ohne Behandlung von allein wieder verschwinden?

Antwort:

Grundsätzlich nicht. Allerdings kommt es gelegentlich vor, daß eine durch Diätfehler oder eine Infektion ans Licht gekommene diabetische Stoffwechselstörung wieder ins Gleichgewicht kommt, wenn die Infektion vorüber ist, beziehungsweise eine richtige Diät eingehalten wird. Dabei handelt es sich aber immer nur um sehr leichte Fälle von Diabetes.

Frage:

Kann ein Diabetiker trotz seiner Stoffwechselstörung ein erfülltes und aktives Leben führen?

Antwort:

Durchaus. Wer die Anweisungen des Arztes befolgt und vor allem die vorgeschriebene Diät konsequent einhält, kann ein beschwerdefreies Leben ohne allzu gravierende Einschränkungen führen.

Frage:

Verkürzt der Diabetes die Lebenserwartung?

Antwort:

Heute nicht mehr unbedingt. Im Gegenteil. Die geregelte und vernünftige Lebensweise führt häufig dazu, daß Diabetiker ein hohes Alter erreichen.

Frage:

Darf ein Diabetiker alkoholfreies Bier trinken?

Antwort:

Nein. Alkoholfreies Bier, wie es seit einiger Zeit auf dem Markt ist, ist keineswegs für Diabetiker geeignet. Es hat nämlich einen viel zu hohen Anteil an verdaulichen Kohlenhydraten. Erlaubt ist dagegen in geringen Mengen das als speziell für Diabetiker gekennzeichnete Diät-Bier, das im Alkoholgehalt normalem Pilsbier entspricht, aber drastisch kohlenhydratmäßig vermindert wurde.

Frage:

Sind Diabetiker für den öffentlichen Dienst geeignet?

Antwort:

In den allermeisten Fällen ja. Ein genereller Ausschluß von Diabetikern aus dem Staatsdienst sowie aus pensionsberechtigten anderen Anstellungen, ist medizinisch nicht gerechtfertigt.

Frage:

Muß ein Diabetiker seine besondere Situation aufdecken, wenn er sich um eine Stelle bewirbt?

Antwort:

Unbedingt. Außerdem sind bei der Einstellung bestimmte ärztliche Untersuchungen über den Diabetes und seine Einstellung sowie Untersuchungen der Lunge, des Herzes und diverse Laboruntersuchungen vorzuweisen.

Frage:

Kann der Diabetes dadurch hervorgerufen werden, daß man zuviel Süßigkeiten ißt?

Antwort:

Nicht direkt, wenngleich eine latent vorhandene Neigung dadurch verstärkt werden kann.

Frage:

Woher weiß man mit Sicherheit, daß man Diabetes hat?

Antwort:

Bei einer chemischen Analyse des Blutes wird ein erhöhter Blutzuckerspiegel nachgewiesen; durch den Nachweis von Zucker im Harn; durch
die Auswertung eines Glukose-Toleranztests.

Frage:

Was ist ein Glukose-Toleranztest?

Antwort:

Dem Patienten wird bei dem Glukose-Toleranztest (Glukosebelastung)
eine bestimmte Menge Zucker verabreicht. Anschließend wird das Blut
in mehreren Abständen untersucht, und Harnproben werden gesam-
melt. Hierauf wird die Zuckerkonzentration sowohl im Blut, als auch im
Harn bestimmt. Beim Diabetiker ergeben sich daraus charakteristische
Befunde.

Frage:

Können Angst und Sorge einen Diabetes auslösen?

Antwort:

Nein, allerdings kann ein Diabetes durch seelische Belastungen entweder erst zutage gefördert, oder aber verschlimmert werden.

Frage:

Muß unbedingt ein Diabetes vorliegen, wenn Zucker im Harn entdeckt
wird?

Antwort:

Nein. Es gibt einige seltene Zustandsbilder bei anderen Erkrankungen, die nichts mit dem Diabetes zu tun haben.

Frage:

Ist es möglich, daß im Harn kein Zucker vorhanden ist, und man ist trotzdem zuckerkrank?

Antwort:

Ja, das kommt vor. Allerdings ist dann zumindest der Blutzuckerspiegel erhöht.

Frage:

Was kann man vorbeugend tun, um kein Diabetiker zu werden?

Antwort:

Eine ausgewogene Diät mit geringer Zuckerzufuhr sowie das Einhalten des Idealgewichts können eine leichte diabetische Tendenz in Schach halten.

Frage:

Kann Insulin auch in Form von Tabletten genommen werden?

Antwort:

Nein, das ist nicht möglich. Das Insulin würde vor dem Erreichen seiner Wirkungszentren verdaut und würde die Bauchspeicheldrüse zersetzen.

Frage:

Aber gibt es nicht Diabetes-Formen, die medikamentös mit Tabletten behandelt werden können?

Antwort:

Das ist richtig, allerdings handelt es sich dabei ausschließlich um leichte Fälle, die erst nach Erreichen des 40. Lebensjahres aufgetreten sind. Der kindliche Diabetes erfordert immer Insulin.

Frage:

Was ist eigentlich ein Insulinschock?

Antwort:

Mit dem Insulinschock oder der Hypoglykämie ist ein Zustand der Blutunterzuckerung nach einer zu hohen Insulindosis, nach einem Mangel an Nahrungsaufnahme oder nach zu großer körperlicher Anstrengung gemeint.

Frage:

Was kann man in solchem Fall tun?

Antwort:

In leichten Fällen läßt sich dieser Zustand der Unterzuckerung durch ein zuckerhaltiges Nahrungsmittel rasch beheben.

Frage:

Was ist ein „gut eingestellter Diabetiker"?

Antwort:

Eine gute Einstellung bedeutet, daß die diabetische Stoffwechselstörung durch Diät, Antidiabetika und Insulin so weit kontrolliert wird, daß der Blutzuckerspiegel normal oder nur geringfügig erhöht ist.

Frage:

Was ist eine Azidose?

Antwort:

Das ist ein alarmierendes Zeichen dafür, daß die Stoffwechsellage außer Kontrolle geraten ist. Kann wegen des Mangels an Insulin kein Zucker verwertet werden, dann wird Fett abgebaut. Aus diesem Fettabbau stammt die Substanz Azeton, die im Harn nachgewiesen wird. Daher muß jeder Diabetiker in der Lage sein, seinen Harn nicht nur auf Zucker, sondern auch auf Azeton zu untersuchen.

Frage:

Wie kann es zu einer Azidose kommen?

Antwort:

Eine falsche Diät, eine falsche Insulindosierung sowie durch Infektionen oder andere Krankheiten, die eine Stoffwechselentgleisung heraufbeschwören können.

Frage:

Gibt es Diabetiker, die achtzig Jahre alt werden?

Antwort:

Aber ja! Der heutige Stand der Forschung auf medizinischem und diätetischem Gebiet hat dazu geführt, daß das keine Seltenheit mehr ist. Begünstigt wird diese Tatsache durch die gesunde Lebensweise des Diabetikers, der darüber hinaus so gut über seine besondere Stoffwechselsituation informiert ist, daß er Fehler weitgehend meiden kann.

Diät-Fahrpläne

Nachdem der Diabetes ausführlich als eine ernährungsbedingte Stoffwechselentgleisung beschrieben und immer wieder betont wurde, daß folgerichtig eine dauerhafte Normalisierung des Allgemeinbefindens nur dann erreicht werden kann, wenn eine ausgewogene frischkostreiche Vollwertkost wesentlicher Bestandteil der Behandlung ist, hier nun praktische Hinweise und Ratschläge für die Nahrungsmittelzubereitung, Diätfahrpläne und Rezepte. Dabei soll in erster Linie auf die vitalstoffreiche Ernährung, die tierisches Eiweiß weitgehend vermeidet, eingegangen werden. Aber auch herkömmliche, von Fachleuten anerkannte Diäten und Rezepte finden die ihnen zustehende Beachtung.

Alternative Biokost

Grundidee dieser Kost ist es, daß zwei Drittel der Nahrung des Diabetikers aus Frischkost bestehen sollten, damit der tägliche Mineral-, Vitamin- und Enzymgehalt gedeckt ist. Das bedeutet auch einen besonders schonenden Umgang mit den Grundnahrungsmitteln, vornehmlich mit Rohgemüse, Frischsäften, Getreide und Salaten.

So bleibt Rohgemüse wertvoll

Für den Diabetiker besonders geeignet sind alle Produkte aus dem eigenen Garten, beziehungsweise biologisch gezüchtete Gemüse. Rohgemüse sollte grundsätzlich erst unmittelbar vor dem Verzehr zubereitet werden, damit es nicht welken oder auslaufen kann. Das zerkleinerte Nahrungsmittel nur möglichst kurz der Luft aussetzen und es rasch mit der Sauce vermischen.

Um der Verwurmung und der Ansteckung durch Colibazillen vorzubeugen, muß vor allem nicht-biologisches und mit Jauche gedüngtes Gemüse sorgfältig gereinigt werden.

Wurzelgemüse wie Schwarzwurzeln, Rote Bete, Kohlrabi, Sellerie, Rübchen, Rettich und Radieschen unter fließendem Wasser mit einer Bürste säubern. Anschließend das Wurzelgemüse sofort in kaltes Wasser mit Salz und Zitronensaft legen. Auf diese Art und Weise behält es seine frische Farbe.

Blattgemüse wie Lattich, Weißkraut, Rotkohl, Kopfsalat, Eisbergsalat und Endivien an den Blättern auseinandernehmen und schadhafte Stellen entfernen. Die einwandfreien Blätter mindestens 30 Minuten lang in Salzwasser liegen lassen. Anschließend jedes Blatt einzeln noch einmal unter fließendem Wasser abspülen und in einem Tuch oder Drahtkorb gründlich abtropfen lassen. Kleinblättrige Salate wie Spinat, Löwenzahn, Feldsalat, Kresse und Rosenkohl besonders sorgfältig putzen und immer wieder auf Ungeziefer untersuchen.

Gemüsefrüchte wie Gurken, Paprikaschoten, Tomaten und Zucchini erst gründlich waschen, anschließend schälen oder in Scheiben schneiden. Paprikaschoten werden halbiert, dann die Kerne entfernt und die dicken Teile einschneiden. Gurken immer von der Mitte nach außen schälen und das oft harte und bittere Ende abschneiden. Nur ganz junge und zarte Gurken können auch mit der Schale genossen werden. Zucchini können ungeschält nur dann in Salaten verwendet werden, wenn sie noch ganz jung und zart sind. Lauch und Fenchel werden halbiert und unter fließendem Wasser gewaschen. Stangensellerie wird geschält und von harten Stellen befreit. Blumenkohl in größere Portionen zerlegen, schadhafte Stellen entfernen und Strunkteile schälen und etwas kürzen.

Sieben Reinheits-Regeln

Vor allem in tropischen, aber auch in manchen südlichen Ländern sowie bei Jauchedüngung ist es mitunter ungewiß, ob Früchte und Gemüse wirklich sauber und keimfrei sind. Hier nun sieben Methoden, wie diese Nahrungsmittel behandelt werden müssen, um einwandfrei zu sein, ohne dabei ihre wertvollen Nährstoffe zu verlieren.

1. Essig und Zitronensäure eignen sich hervorragend dazu, Bakterien und Pilze aus diversen Gemüsesorten zu entfernen. Die dafür notwendige Lösung aus zwei Liter Wasser und 100 g in Drogerien erhältlicher Zitronensäure herstellen, die mehrfach zur Reinigung des Gemüses verwendet werden kann.

2. Gegen Ungeziefer und Wurmeier in Gemüse wirkt eine Lösung aus 3 Litern Wasser und zwei Eßlöffeln Kochsalz. Die Nahrungsmittel anschließend gründlich abspülen.

3. Frucht- und Knollengemüse nach dem Putzen und Waschen für wenige Sekunden in kochendes Wasser tauchen. Das macht die äußere Schicht keimfrei, ohne das Innere zu kochen.

4. Fruchtsäfte erhalten einen hohen Reinheitsgrad, wenn ihnen pro Glas drei Eßlöffel ausgepreßter Zitronensaft beigefügt wird.

5. Auch Gemüsesäfte, in südlichen Ländern sehr beliebt, werden durch diese Methode so gut wie keimfrei.

6. Vor allem in den Tropen als Schutz vor der gefürchteten Amöbeninfektion bewährt: Gemüse zehn Minuten in eine Chlorkalklösung legen und anschließend mit gekochtem Wasser säubern.

7. Schalen-, Stein- und Kernobst wie Äpfel, Birnen, Pflaumen, Aprikosen, Mirabellen, Kirschen und Pfirsiche vor dem Verzehr nach gründlicher Vorreinigung mit kochendem Wasser übergießen, dem einige Spritzer Zitronensaft beigefügt wurden.

Der richtige Schnitt macht's

Rohkost und Salate eignen sich hervorragend dazu, die tägliche Nahrung des Diabetikers optisch und geschmacklich aufzulockern, ohne dabei automatisch ein Mehr an Kohlenhydraten oder eine erhebliche Kalorienzufuhr zu bedeuten. Wichtig für Magen und Augen, denn bekanntlich essen letztere mit, ist die Art, wie diese Kost zerkleinert wurde. Gurken, Zucchini und Radieschen werden in feine Scheiben gehobelt. Blumenkohl, Weißkraut, Wirsing, Chinesenkohl, Rosenkohl und Sauerkraut werden gehobelt und in feine Streifen geschnitten. Tomaten würfeln oder in Scheiben schneiden. Nicht zerkleinert, sondern Blatt für Blatt serviert werden Feldsalat, Kopf- und Schnittsalat sowie Brunnen- und Wasserkresse. In ganz feine Streifen schneidet man Spinat, Stangensellerie, Endivien und Lauch. Geraffelt oder geraspelt werden Sellerieknollen, Rote Bete, Rübchen, Rettich, Kohlrabi und Schwarzwurzeln.

Salate und Rohgemüse sind nicht nur zum Garnieren von Hauptmahlzeiten ideal, sondern stellen auch mit der richtigen Sauce einen schmackhaften und diabetikergeeigneten Imbiß dar.

Pikante Saucen für knackige Salate

Öltunke
für zwei Personen
3 Eßlöffel Öl
1 Spritzer Zitronensaft
1/2 Teelöffel frische Kräuter
2 kleingehackte Zwiebelringe
1 Prise Knoblauch oder
1 kleingehackte Knoblauchzehe
Alle Zutaten mit einem elektrischen Mixer oder Schneebesen gut vermischen. Diese Sauce schmeckt vorzüglich zu Rübchen, Blumenkohl und Rotkraut.

Senfsauce
für zwei Personen
1/8 Liter Buttermilch
2 Teelöffel mittelscharfer Senf
1 kleiner Becher Sahnequark
2 Teelöffel süßer Senf
1 Eßlöffel feingehackter Schnittlauch, Zitronensaft, Pfeffer und Salz
1 Prise Zuckerersatz
Zutaten sorgfältig vermischen und pikant abschmecken. Diese Sauce, die pro Portion nur etwa 60 cal. hat, paßt zu diversen Rohkostsalaten, eignet sich aber auch als pikante Beilage zu gekochtem Fleisch.

Mayonnaise-Sauce
für zwei Personen
1/2 Tasse Öl
1 zerquirltes Eigelb
1/2 Teelöffel kleingehackte Zwiebeln
eine Prise Knoblauchsalz
Alle Zutaten gründlich mischen. Diese Sauce eignet sich für Kopfsalat, Endivien, Feldsalat, Kresse, Spinat, sämliche Kohlsalate sowie Tomaten und Gurken.

Kräuter-Sauce
für zwei Personen
1/8 Liter fettarmer Kefir
1/2 Becher Sahne-Dickmilch
1 zerriebene Knoblauchzehe
2 Teelöffel gemischte Kräuter
einige Spritzer Zitronensaft
1 hartgekochtes Ei, zerkleinert
Salz und Pfeffer
Die Zutaten gut vermischen und pikant abschmecken. Diese Sauce hat pro Portion nicht mehr als 70 cal.

Rahmsauce

für zwei Personen
1 Eßlöffel Quark
4 Eßlöffel Rahm
einige Spritzer Zitronensaft
1/2 Teelöffel frische Kräuter
1 Spritzer Zitronensaft
20 Gramm Mayonnaise
1 Prise Knoblauch
1 Prise frische Kräuter
Das Öl tropfenweise mit dem Schneebesen zu dem Eigelb geben. Diese Sauce, die keine Kohlenhydrate hat und damit auch nicht als Broteinheit gewertet werden muß, schmeckt am besten zu Lattich, Sauerkraut, Tomaten, Gurken, Endivien, Sellerie, Blumenkohl, Kohlrabi und Fenchel.

Paprika-Tomaten-Sauce

für zwei Personen
50 Gramm rote Paprikaschoten
100 g Fleischtomaten
50 Gramm grüne Paprikaschoten
30 Gramm Zwiebeln
1 kleiner Becher Sahne-Dickmilch
einige Oliven
1 Eßlöffel gehackte Petersilie
1 Eßlöffel Öl
Pfeffer, Salz, Paprikapulver, Chillipulver, Tabasco.
Die Tomaten erst in heißes, dann in kaltes Wasser legen, um sie leichter häuten und kleinschneiden zu können. Paprikaschoten waschen, halbieren, Kerne entfernen und die Schoten zerkleinern. Zwiebeln schälen und kleinhacken und nach Geschmack mit einer kleingehackten Knoblauchzehe vermengen. Das Gemüse bei kleiner Hitze in dem Öl eine halbe Stunde lang dünsten und anschließend erkalten lassen. Nun die Dickmilch unterschlagen und das Ganze mit den Gewürzen sowie den feingeschnittenen Oliven abschmecken. Die Sauce mit feingehackter Petersilie garnieren. Sie hat pro Portion 150 cal. und verfeinert alles grüne Gemüse.

Rund um Topf und Pfanne

Bei der Zubereitung von Speisen für den Diabetiker ist es besonders wichtig, auf die Erhaltung von lebenswichtigen Vitaminen, Mineralien und Spurenelementen zu achten. Daher ein Wort zu den empfehlenswerten Kochverfahren.

Besonders günstig: Der Dampfdrucktopf und die Dampfdruckpfanne. Hierbei werden die Speisen unter Luftausschluß gegart, so daß nur wenige Vitamine durch den Sauerstoffeinfluß verlorengehen.

Tiefgefrorene Nahrungsmittel und Fertigprodukte — immer vorausgesetzt, sie enthalten keine Zuckerbestandteile — sind auf alle Fälle verwelktem Gemüse oder nicht mehr ganz frischer Rohkost vorzuziehen. Da es für den Diabetiker wichtig ist, seine Kalorienzufuhr zu kontrollieren und in vernünftigen Grenzen zu halten, hat sich auch das Garen in der Aluminium-Folie bewährt, bei dem ein Zubereiten der Speisen ohne Fettzusatz möglich ist. Ähnliche Erfolge lassen sich durch die Verwendung von beschichteten Pfannen erzielen. Auch das Grillen und Braten auf dem Rost gestattet es, die Gerichte fettarm zuzubereiten.

Edelstahltöpfe mit dickem Topfboden sind vor allem bei der Zubereitung von Gemüse empfehlenswert, denn hier kann fast ohne Wasserzusatz gegart werden. Somit werden die wasserlöslichen Vitamine nicht ausgelaugt.

Auch der Tontopf (Römertopf) sollte im Haushalt des Diabetikers nicht fehlen, erlaubt er doch eine fett- und flüssigkeitsarme Nahrungszubereitung.

Für eine gesunde und ernährungsbiologisch richtige Zubereitung der Speisen gilt ferner:
— Gemüse und Obst möglichst frisch verzehren. Wenn eine Lagerung notwendig wird, einen kühlen Ort wählen.
— Salat, Gemüse, Obst und Kartoffeln zwar gründlich, aber immer nur kurz waschen, denn eine längere Lagerung im Wasser entzieht Vitamine.
— Auch beim Dünsten von Kartoffeln und Gemüse grundsätzlich nur wenig Wasser verwenden.

— Die Kochzeit sämtlicher Nahrungsmittel nie länger ausdehnen, als unbedingt notwendig ist.
— Wenn frisch gepreßter Saft oder geriebene oder geraspelte Frischkost nicht sofort verzehrt werden kann, die Lebenmittel luftdicht abdecken und im Kühlschrank aufbewahren.

Verbotenes und Erlaubtes auf einen Blick

Jene Diabetiker, die erst seit kurzer Zeit Kenntnis von ihrer Stoffwechselentgleisung haben und daher noch nicht hundertprozentig vertraut sein können mit der für sie besten Diät, sollten in groben Zügen solche Nahrungsmittel kennen, die für sie geeignet, weniger geeignet oder gar verboten sind. Hier sind sie:

Erlaubt:

Mineralwasser, in unbegrenzter Menge
Tee und Kaffee, ungesüßt, in unbegrenzter Menge
zuckerfreie Getränke
Vollkornbrot und Vollkornprodukte
Nüsse
Kartoffeln
mageres Fleisch in geringen Mengen, wenn unbedingt notwendig
magere Wurst in geringen Mengen, wenn unbedingt nötig
Buttermilch
Magermilch
fettarmer Joghurt
fettarmer Quark
frisches Obst
frisches Gemüse und Rohkost
Obst- und Gemüsesäfte
magerer Fisch, wenn unbedingt notwendig

Wild und Geflügel ohne Haut, wenn unbedingt notwendig
Grahambrot, Leinsamenbrot
frische Champignons und andere Pilze

Nicht empfehlenswert:

fettes Fleisch
fetter Fisch
Speck
fettreiche Wurst
fettreicher Käse
Mastente, Mastgans
Butterschmalz
Trockenobst
Fruchtsäfte
Süßmost
Pommes frites

Verboten:

Gerichte und Fertigprodukte, die einen hohen Anteil Zucker enthalten
Süßigkeiten
Kuchen
Gebäck
Cola-Getränke
alkoholische Getränke, die Zucker enthalten
Überangebot an Diabetiker-Süßigkeiten wie Schokolade und Kekse, da
diese sehr fett- und kalorienhaltig sind
Konfitüre
Honig und Kunsthonig
Melasse
gezuckerte Fruchtkonserven

gezuckertes Fruchtjoghurt
gedörrte Früchte
Traubensaft
paniertes Fleisch
panierter Fisch
mehl- und fetthaltige Saucen

Kräuterdrinks und tolle Säfte

Gerade in der heutigen Zeit, in der das Gläschen in Ehren zum guten Ton gehört und der edle Tropfen das i-Tüpfelchen beinahe jeder Mahlzeit ist, darf der Diabetiker nicht dadurch isoliert sein, daß Getränke für ihn tabu sind. Sind sie auch gar nicht. Vom herben, trockenen Weißwein sowie dem Diät-Bier einmal abgesehen, das nach Rücksprache mit dem Arzt in kleinen Mengen mitunter durchaus genossen werden darf, darüber wird auch an anderer Stelle des Buchs berichtet, gibt es eine ganze Palette von belebenden und köstlichen Drinks, die nicht nur „salonfähig" sind, sondern auch prima schmecken und herrlich munter machen.

Selbst wenn zur ernährungsbiologischen Diabetes-Einstellung das weitgehende Ausschalten von tierischem Eiweiß gehört, können — in vernünftigen Mengen — Getränke empfohlen werden, die Milch und Milchprodukte als Basis haben. Immer vorausgesetzt natürlich, daß der Diabetiker nicht bereits seit Jahren extrem eiweißreich gelebt hat und somit von den an anderen Stellen mehrfach erwähnten Spätfolgen dieser Ernährung bereits bedroht oder gar betroffen ist.

Kräuterglas „Fitneß"
für eine Person
1/4 Liter fettarmer Kefir
1 Eßlöffel Zitronensaft
Salz, Pfeffer, Knoblauchsalz
3 bis 4 Eßlöffel feingehackte Kräuter wie Dill, Petersilie und Schnittlauch

Die Zutaten gut vermischen, pikant abschmecken und in ein gekühltes Glas füllen. Nach Bedarf den Glasrand mit feingemahlenen Nüssen garnieren. Das Getränk hat 200 cal.

Schnittlauchdrink „Grüne Anna"
für eine Person
1 Becher Sahne-Dickmilch
1 Prise Safran
1 Eigelb
1 Eßlöffel feingehackter Schnittlauch
1 Prise Salz
1 Prise frischgemahlener Pfeffer
2 Spritzer Zitronensaft
1 Teelöffel Schnittlauch zum Garnieren
1 Eßlöffel feingehackte Sauerampferblätter
Den Sauerampfer gründlich mit den anderen Zutaten vermengen und das Ganze mit den Gewürzen und dem Zitronensaft abschmecken. Mit Schnittlauch garnieren und möglichst gekühlt servieren.

Fruchtsäfte sollten sofort nach dem Pressen serviert werden. Wer über keine eigene Presse verfügt, kann im Reformhaus hochwertige Trauben-, Frucht- und Gemüsesäfte erhalten. Zu den bekömmlichen, ungemischten Fruchtsäften, die nicht mit anderen Bestandteilen versetzt wurden, gehören
Äpfel
Aprikosen
Erdbeeren
Heidelbeeren, bzw. Blaubeeren
Birnen
Pfirsiche
Pflaumen
Apfelsinen
Mandarinen
Pampelmusen
Johannisbeeren
Himbeeren.

Aber auch diese reinen Obstsäfte lassen sich geschmacklich und individuell verfeinern durch den Zusatz von Mandelmilch, Leinsamen, Obstkonzentrat, Zitronensaft, Rahm oder Joghurt.
Gemischt schmecken besonders gut
Orangen- und Mandarinensaft
Orangen- und Pampelmusensaft
Beeren- und Apfelsaft
Pfirsich- und Aprikosensaft
Heidelbeeren- und Pflaumensaft
Erdbeeren- und Himbeersaft.
Zu den beliebtesten und schmackhaftesten Gemüsesäften zählen
Wurzelgemüse
Tomaten
Sellerie
Rübchen
Kartoffeln
Rettich
Kohl
sowie alles Blatt- und Knollengemüse.
Gemischt schmecken gut
Tomaten und Mohrrüben
Spinat und Tomaten
Sellerie und Tomaten
Mohrrüben, Spinat und Tomaten zu gleichen Teilen.
Pikanter wird der Geschmack dieser Säfte, wenn folgende Kräuter und Salate in geringen Dosen mitgepreßt und beigefügt werden:
● Petersilie
● Brennessel
● Schnittlauch
● Zwiebeln
● Sauerampfer
● Dill
● Löwenzahn
● Endivien
● Feldsalat
● Lattich

Wenn's die Milch macht

Um es noch einmal zu unterstreichen: Oberstes Prinzip der frischkostreichen Vollwertkost sind das drastische Einschränken tierischen Eiweißes, das Vermeiden von Auszugsmehlprodukten und solchen Speisen, die mit Fabrikzucker gesüßt sind, das Ausschalten von gekochtem Obst und Fabrikfetten sowie die Betonung von Vollkornprodukten. Diese Art der Ernährungsbehandlung, so haben neue Studien wiederholt gezeigt, kann den Diabetiker wirkungsvoll vor Spätschäden schützen. Sie ist um so erfolgreicher, je bereitwilliger der Diabetiker seine Eßgewohnheiten umstellt. Kein Wunder also, daß schmackhaften Rezepten und Diätvorschlägen, die die Grundprinzipien der frischkostreichen Vollwertkost berücksichtigen, in diesem Buch besonders große Bedeutung beigemessen wird.

So auch jenen Milch-Getränken, die auf pflanzlicher Basis beruhen.

Mandelmilch
für eine Person
10 Gramm Mandelmus aus dem Reformhaus
5 Gramm Obstkonzentrat
1 kleines Glas Wasser

Das Obstkonzentrat und das Mandelmus mit dem Schneebesen verrühren und das Wasser langsam hinzufügen. Dieses bekömmliche Getränk, das nur als eine halbe Broteinheit gewertet werden muß, gekühlt servieren.

Pinienkernmilch
15 Gramm gewaschene Pinienkerne
5 Gramm Obstkonzentrat
1 kleines Glas Wasser
auch dieses Fitneß-Getränk, das wie die Mandelmilch zubereitet wird, stellt nur eine halbe Broteinheit dar.

Sojamilch
1 Eßlöffel Sojamehl aus dem Reformhaus
3 Eßlöffel Orangensaft, ungesüßt
5 Eßlöffel Wasser
Alle Zutaten gründlich verquirlen und gekühlt servieren. Zur Berechnung: 1 Broteinheit

Sesammilch
einige Spritzer Zitronensaft
5 Gramm Obstkonzentrat
15 Gramm gestoßene, pulverisierte Sesamkerne

Sesamkerne und Obstkonzentrat mit dem Schneebesen verrühren und das Wasser langsam hineinträufeln. Dieses Getränk ist besonders reich an biologisch hochwertigen Fettsäuren und wird als eine halbe Broteinheit gewertet.

Fett ist nicht gleich Fett

Die vitalstoff- und frischkostreiche Vollwertkost wird besonders schonend und mit ganz bestimmten Fetten zubereitet. Zur Verfeinerung der meisten Diätspeisen wird frische Butter verwendet. Sie sollte den Gerichten erst kurz vor dem Servieren beigefügt werden.

Leichter verdaulich als erhitzte Butter, biologisch schonend behandelt und darüber hinaus wegen ihrer hohen Reinheitsgrade als Fette besonders wertvoll und gesund sind Lein-, Oliven-, Maiskeim- und Sonnenblumen-Öl. Aber auch Pflanzenfett-Emulsionen aus natürlichen festen Fetten wie Palmkern- und Kokos-Öl sind in Verbindung mit einem möglichst hohen Anteil von Keimölen und flüssigen Ölen für die Diätküche empfehlenswert. Vielseitig in der Schonkost verwendbar und zu Gemüse, Reis und Kartoffeln auch als Butterersatz tauglich sind Nuß- und Mandelmus, das den Gerichten eine pikante, nußähnliche Note gibt.

Auch jene pflanzlichen Fette und Öle, die in Bio-Läden und Reformhäusern geführt werden, eignen sich für die Diabetiker-Küche.

Suppen — gelöffeltes Gaumenvergnügen

Suppen, Brühen und Bouillons sind, pikant gewürzt, frisch zubereitet und weder durch zuviel Fett, noch Mehl schwer verdaulich gemacht, eine ernährungsbiologisch wichtige und wertvolle Ergänzung der schmackhaften und abwechslungsreichen Diabetiker-Kost. Hier einige Vorschläge zum Nachkochen.

Gemüsebrühe
für zwei Personen
5 Gramm Reform-Pflanzenfett
1 kleine Mohrrübe
1 kleine Sellerieknolle
1/2 Zwiebel
1/2 Lauchstengel
einige Kohlblätter
1/2 Liter Wasser, dem Basilikum, Liebstöckel, Petersilie, Schnittlauch und Dill beigefügt wurden
1 kleines Lorbeerblatt

Die Zwiebel halbieren und die Schnittfläche rösten, bis sie dunkelbraun ist. Das kleingeschnittene Gemüse dazugeben und 20 Minuten lang im geschlossenen Topf köcheln lassen. Die Brühe anschließend mit dem Wasser ablöschen, eineinhalb Stunden auf kleiner Flamme kochen lassen und pikant abschmecken.

Klare Reissuppe
für eine Person
5 Gramm Reform-Pflanzenfett
1 Teelöffel Lauch
1 Teelöffel Sellerie
1 Teelöffel Mohrrüben
zwei gehackte Zwiebelringe
1 Teelöffel Reis
1/2 Liter heiße Gemüsebrühe

Alle Zutaten, allerdings ohne die Gemüsebrühe, in dem Pflanzenfett dämpfen. Anschließend die Brühe hinzugeben und eine viertel Stunde kochen lassen. Mit Schnittlauch und anderen frischen Kräutern abschmecken. Pro Portion berechnet man eine Broteinheit, da diese Suppe 12 Gramm Kohlenhydrate hat.

Haferschleimsuppe
für eine Person
2 Eßlöffel Haferflocken
1 Eßlöffel Sahne
1/2 Liter Wasser
eine Prise Salz
Die Haferflocken eine knappe Stunde kochen lassen und dann passieren. Die Suppe zum Schluß mit der Sahne verfeinern und pikant abschmecken. Zählwert: 1 Broteinheit.

Tomatensuppe
für eine Person
1 Teelöffel Reform-Pflanzenfett
1 kleine Mohrrübe
1 Stück Lauch
2 große Tomaten
1 Knoblauchzehe
2 Zwiebelringe, gehackt
1/2 Liter Gemüsebrühe
1/2 Teelöffel frischgehackter Schnittlauch
1 Eßlöffel Rahm
Nach Bedarf etwas Tomatenpüree
Fett erhitzen, Zwiebel und die kleingeschnittene Mohrrübe, den Lauch, Sellerie und Knoblauch hinzufügen, gut durchdämpfen, mit etwas Rosmarin würzen. Nun die Tomaten und anschließend die Gemüsebrühe beifügen und das Ganze 30 Minuten lang kochen lassen und anschließend durch ein Sieb geben. In der Suppenschüssel mit der Sahne und dem Schnittlauch und gegebenenfalls mit dem Tomatenpüree verfeinern. Zählwert: 1 Broteinheit.

Spinatsuppe
für eine Person
1 Teelöffel Reform-Pflanzenfett
1/2 Liter Gemüsebrühe
1 Teelöffel Milch
50 Gramm Spinat
1 Teelöffel Sojamehl
etwas Zwiebel und 1/2 Knoblauchzehe
Zwiebel und Knoblauch in dem Pflanzenfett dünsten, Gemüsebrühe und Sojamehl dazugeben und eine viertel Stunde kochen lassen. Den feingehackten Spinat in die fertige Suppe geben, mit Milch oder Sahne verfeinern und mit Salbei, Petersilie, Muskat, Schnittlauch sowie Reform-Hefeextrakt, das besonders reich ist an Vitamin B, würzen. Zählwert: 1 Broteinheit.

Blumenkohlsuppe
für eine Person
1 Teelöffel Reform-Pflanzenfett
1 Teelöffel Sojamehl
1/2 Blumenkohlkopf
1/2 Liter Gemüsebrühe
einige Blumenkohlröschen zum Garnieren
Basilikum
ein kleines Stück Lorbeerblatt
Den Blumenkohl teilen, die Röschen getrennt kochen, die Strunkteile in kleine Stücke schneiden und in dem Pflanzenfett mit dem Sojamehl etwas mitdämpfen. Nun die Gemüsebrühe dazugeben, eine knappe Stunde kochen lassen und anschließend durch ein Sieb geben. Mit Lorbeer und Basilikum würzen, mit etwas Sahne verfeinern und mit einigen Blumenkohlröschen garnieren. Zählwert: 1 Broteinheit.

Kartoffelsuppe
für eine Person
1 Teelöffel Reform-Pflanzenfett
1 Eßlöffel Mohrrüben
1 Eßlöffel Lauch
1 Eßlöffel Sellerie
2 bis 3 Stücke geschnittene Kartoffeln
1 Teelöffel Sojamehl
etwas Schnittlauch und Majoran
1/2 Liter Gemüsebrühe
1 Eßlöffel Sahne
Die Zutaten sorgfältig dämpfen, das Sojamehl darüberstreuen, die Brühe hinzufügen, eine halbe Stunde kochen lassen und danach passieren. In der Suppenschüssel mit Majoran, Schnittlauch und Sahne verfeinern. Zählwert: 2 Broteinheiten.

Kohlsuppe mit Kartoffeln
für eine Person
1 Teelöffel Reform-Pflanzenfett
1 große Tasse feingeschnittener Kohl
2 bis 3 Kartoffeln, in Scheiben geschnitten
1 Teelöffel Sojamehl
1/2 Liter Wasser
1 Teelöffel Sahne
Dill, Kümmel und etwas Salz
Den Kohl dämpfen, bis er zusammenfällt, das Sojamehl darüberstreuen und kurz mitdämpfen. Die Kartoffeln, das Wasser und das Salz dazugeben und eine halbe Stunde kochen lassen. In der Suppenschüssel kurz vor dem Servieren mit Dill, Kümmel und Sahne verfeinern. Zählwert: 1 1/2 Broteinheiten.

Minestrone
für eine Person
1 Teelöffel Reform-Pflanzenfett
je ein Eßlöffel gewürfelter Sellerie, Lauchstreifen, gewürfelte Mohrrübe,
je zwei Eßlöffel in Streifen geschnittener Kohl und gewürfelte Kartoffel,
3 reife Tomaten oder ein Eßlöffel Tomatenpüree
einige Spinatblätter
1 Messerspitze geriebener Käse
1 Eßlöffel Reis
1/2 Liter Gemüsebrühe
1 Eßlöffel gehackte Zwiebel
Die Zwiebel in dem Pflanzenfett dünsten, Lauch, Mohrrüben, Sellerie, Kohl, Kartoffeln, Spinat und Tomaten dazugeben und gut durchdämpfen. Nun Brühe hinzufügen und eine Stunde bei geringer Hitze kochen lassen. Den Reis eine viertel Stunde mitkochen und die Minestrone in der Suppenschüssel mit Salz, Liebstöckel, Thymian, frischen Kräutern wie Petersilie und Schnittlauch würzen. Den Käse darüberstreuen und servieren. Zählwert: 2 1/2 Broteinheiten.

Frischkorngerichte, damit die Nahrung eine runde Sache wird

Vollkornbrot und andere Vollkornprodukte sind gerade in der Ernährung des Diabetikers von großer Bedeutung. Da Vollkornbrot jedoch infolge der Erhitzung beim Backprozeß nicht mehr alle Vitalstoffe in der ursprünglichen Menge enthält, sind täglich mindestens drei Eßlöffel eines zusätzlichen Frischkorngerichts notwendig, um alle Diätansprüche des Diabetikers zu erfüllen. Frischkornbrei kann aus einer Mischung von Roggen und Weizen oder Weizen, Gerste, Roggen, Hafer und Hirse zubereitet werden. Diese Zutaten werden frisch vor der Zubereitung in einer Menge von drei Eßlöffeln pro Person mit Hilfe eines Mixers, einer Kaffeemühle oder einer speziellen Getreidemühle grob geschrotet. Diese Geräte sind in allen Reformhäusern zu kaufen.

Das frischgemahlene Getreide nun mit ungekochtem kaltem Leitungs-
wasser zu einem Brei verrühren und einen halben oder ganzen Tag stehen lassen. Nach der Quellzeit frisches Obst je nach Jahreszeit, zwei
Teelöffel Sahne oder Vollmilch, etwas Zitronensaft, gemahlene Nüsse
und je nach Geschmack einen Hauch Diabetikersüße hinzufügen.
Wenn der beliebte und bekömmliche Körnerbrei, der vor allem als Frühstück zu empfehlen ist, mit Joghurt, Buttermilch oder Normalmilch zubereitet wird, den Zitronensaft und die Nüsse weglassen, weil er sonst
zu schwer verdaulich wird.

Ehe wir uns weiteren Rezepten für Frischkorngerichte zuwenden, soll
noch einmal hervorgehoben werden, daß diese zu den wichtigsten Vor-
beugungsmitteln gegen alle ernährungsbedingten Zivilisationskrankheiten gehören. Entscheidend ist für den Diabetiker, daß er diese Gerichte nicht mit Honig süßt und die Menge der süßen Früchte wie Bananen oder Himbeeren einschränkt. Frischkorngerichte, die aus rund drei
Eßlöffeln Körner hergestellt wurden, entsprechen im Durchschnitt zwei
Broteinheiten, die unbedingt mitgezählt werden müssen.

Die schonendste Zubereitung:
50 Gramm Weizen oder Roggen eine Nacht lang in kaltem Wasser einweichen. Morgens die Körner im Sieb abspülen und den Tag über
trocken stehen lassen. In der folgenden Nacht noch einmal quellen lassen und am Morgen abspülen.

Nach einer weiteren Wiederholung dieser Vorgänge keimen die Körner
meist; die Keimlinge sind dann rund drei Millimeter lang.

Diese gekeimten Körner wie beim Frischkostbrei mit wohlschmecken-
den Zutaten vermischen und sehr gründlich kauen.

Hirse-Brei
für eine Person
50 g Hirse abends ungeschrotet einweichen
1 mittelgroßer Apfel
2 Eßlöffel geschlagene Sahne
1 Eßlöffel gehackte Nüsse
1 Teelöffel Zitronensaft
1 Prise Zimt
nach Bedarf eine Handvoll Erdbeeren
Mit den Erdbeeren entspricht der Hirse-Brei 2 1/2 Broteinheiten.

Buchweizen-Brei
für eine Person
50 g Buchweizen abends einweichen
1 Teelöffel Zitronensaft
1 mittelgroßer Apfel
2 Eßlöffel geschlagene Sahne
1 Messerspitze Vanillegewürz
nach Bedarf und Vorschrift des Arztes eine Handvoll Himbeeren, Brombeeren oder Johannisbeeren. Mit den Beeren hat der Buchweizen-Brei 3 1/2 Broteinheiten.

Getreide-Brei
für eine Person
50 Gramm Getreide nach Wahl
1 Teelöffel Zitronensaft
1 mittelgroßer Apfel
1 Eßlöffel Sonnenblumenkerne
1 Eßlöffel Sahne
nach Bedarf eine halbe Banane
Mit der Banane hat der Getreide-Brei 3 1/2 Broteinheiten.

Hafer-Brei
für eine Person
50 Gramm Hafer
1 mittelgroßer Apfel
1 Teelöffel Zitronensaft
2 Eßlöffel gehackte Walnüsse
Wenn erlaubt, eine halbe Banane schaumig schlagen, mit 2 Eßlöffel geschlagener Sahne verfeinern und drei Sauerkirschen garnieren.
Der Hafer-Brei entspricht 2 1/2 Broteinheiten.

Kleiner Ratgeber in Sachen Gemüse

Für gekochtes Gemüse gelten die gleichen Grundregeln für Nährwerte und Zubereitung wie für Rohkost. Also ist auch hier auf Sauberkeit, Frische und sorgfältige Verarbeitung zu achten. Fast alle Gemüsesorten können am schonendsten im eigenen Saft oder mit nur sehr wenig Gemüsebrühe gekocht werden. Wurde das Gemüse in Salzwasser gekocht, kann dieses Wasser zu Saucen und Suppen verwendet werden. Nur Spargelwasser ist wenig bekömmlich und sollte daher nicht weiterverwertet werden.

Wichtig ist

● Gemüse immer frisch zubereiten;
● Garzeiten so kurz wie möglich halten;
● Wenn kein Frischgemüse vorhanden ist, auf Tiefkühlkost ausweichen;
● Tiefkühlkost sofort nach dem Auftauchen verwenden;
● sehr wenig Salz benutzen;
● pikante Noten durch frische Kräuter erreichen;
● bei der Zubereitung von Diabetiker-Kost möglichst darauf achten, daß sich die über und unter der Erde gewachsenen Salat- und Gemüsesorten mengenmäßig harmonisch ergänzen.

Über der Erde gewachsen:
Kohlrabi
Gurken
Rotkohl
Blumenkohl
Weißkohl
Tomaten
Spinat
Sauerkraut
Paprikaschoten
Sojabohnen

Unter der Erde gewachsen:
Kürbis
Rote Bete
Sellerie
Steckrüben
Rettich
Radieschen
Mohrrüben
Schwarzwurzeln
Pastinaken

Gemüserezepte

Tomatengemüse
Junge, knackige Tomaten mit heißem Wasser übergießen. Sie lassen
sich dann leichter schälen. Sehr reife Tomaten können auch ohne das
heiße Wasserbad geschält werden.

Tomaten in Reform-Pflanzenfett in der Bratpfanne leicht bräunen, mit
gehackter, gedämpfter Zwiebel abschmecken, mit wenig Salz, Knoblauch, Rosmarin, Basilikum, Lorbeer und frischem Schnittlauch würzen. Mit Sojamehl binden.
Pro Portion: 1 Broteinheit.

Gedämpfte Tomaten
Halbieren, auf eingefettetes Blech geben, mit wenig Butterflöckchen versehen und im Ofen kurz backen. Mit gedünsteter Zwiebel und Petersilie würzen. Nach Bedarf noch eine Tomate pürieren, mit etwas Sahne mischen, kurz aufkochen und über die angerichteten Tomaten geben.
Pro Portion: 1/2 Broteinheit.

Gefüllte Tomaten
Zwei große Tomaten aushöhlen, Tomatenmark hacken und mit 15 Gramm Reis pro Frucht vermischen, mit frischen Kräutern würzen. Butterflöckchen daraufgeben, mit dem abgeschnittenen Deckel zudecken, Gemüsebrühe darübergeben und eine halbe Stunde im Ofen backen. Mit Zwiebeln, Knoblauch, Thymian, Basilikum, Petersilie und Schnittlauch würzen und nach Bedarf mit geriebenem Käse überstreuen.
Pro Portion: 1 1/2 Broteinheiten.

Amerikanische Tomaten
200 Gramm knackige Tomaten und ein hartgekochtes Ei in Scheiben schneiden und abwechselnd auf einer Platte anrichten. 10 Gramm Mayonnaise mit etwas Kaltbrühe verdünnen, über die angerichteten Tomaten geben, mit Gurkenscheiben, Radieschen und Kresse garnieren.
Pro Portion: 1/2 Broteinheit.

Tomaten mit Rührei
150 Gramm Tomaten halbieren und auf ein eingefettetes Blech geben. Mit etwas Salz würzen. Ein geschlagenes Ei mit etwas Sahne, Reform-Pflanzenfett und Salz in der Pfanne zergehen, flockig werden lassen und auf die angerichteten Tomaten geben.
Pro Portion: 1/2 Broteinheit.
Tomaten können aber auch mit Käsescheiben garniert und goldgelb überbacken werden. Für Tomaten aus der Provinz geriebenen Käse, etwas Sahne, gehackte Petersilie und etwas Salz verwenden.

Grundrezept Spinat

Den jungen, aus ganzen Blättern bestehenden Spinat verlesen, dicke Stiele entfernen, sorgfältig waschen und gut abtropfen lassen. Eine Knoblauchzehe in etwas Reform-Pflanzenfett zusammen mit etwas Zwiebel, beides feingehackt, goldgelb dünsten. Den Spinat hinzufügen, mit Salz und Muskat würzen und bei geringer Hitze zugedeckt dämpfen. Pro Portion: 1/2 Broteinheit.

Der Spinat kann aber auch mit geriebenem Käse und etwas flüssiger Butter verfeinert werden.

Gehackter Spinat

250 Gramm in der zugedeckten Pfanne bei geringer Hitze dämpfen, gut abtropfen und durch die Hackmaschine geben. Etwas gehackte Zwiebel in Reform-Pflanzenfett dünsten und zu dem Spinat geben. 15 Gramm Sahne dazugeben und nach Geschmack noch 40 Gramm rohen Spinat auf das fertige Gemüse geben. Mit Salbei, Petersilie und Pfefferminzblättern würzen. Pro Portion: 1/2 Broteinheit.

Lattich und Endiviengemüse

250 Gramm Lattich (oder auch Endiviengemüse) halbieren, in einem Liter Wasser halbweich kochen, zusammenlegen und in eine feuerfeste Form geben. Eine halbe, angedünstete Zwiebel sowie 1 große Tasse Gemüsebrühe über das Gemüse geben und eine halbe Stunde lang im Ofen schmoren. Vor dem Servieren 2 Eßlöffel Sahne über das Gericht geben. Pro Portion: 1/2 Broteinheit.

Chicorée

200 Gramm Chicorée reinigen, Strunkteil im Kreuz einschneiden, 1 Eßlöffel Reform-Pflanzenfett und 50 Gramm Milch in der Pfanne erhitzen und Gemüse dazugeben. 50 Gramm Gemüsebrühe dazugießen und das Ganze zugedeckt eine halbe Stunde dämpfen. Mit wenig Salz und etwas Zitronensaft würzen. 5 Gramm Butter über die angerichtete Chicorée geben. Pro Portion: 1/2 Broteinheit.

Polnische Chicorée
200 Gramm Chicorée wie gewohnt zubereiten, ein hartgekochtes, fein-
gehacktes Ei über das angerichtete Gemüse geben und mit etwas Butter verfeinern. Mit Schnittlauch, Petersilie und Zwiebeln würzen, oder
die Butter durch Mandel- oder Nußmus ersetzen.
Pro Portion: 1/2 Broteinheit.

Stangensellerie
200 Gramm Stangensellerie putzen und waschen und in sechs bis neun
Zentimeter lange Stücke schneiden. Einige Zwiebelringe in Reform-
Pflanzenfett dünsten, zur Sellerie geben, 50 Gramm Gemüsebrühe dazugeben und eine gute halbe Stunde weichkochen. Zwei Eßlöffel Milch
und etwas Zitronensaft dazugeben und mit Selleriekraut würzen.
Pro Portion: 1 Broteinheit.

Gedämpfte Sellerie
200 Gramm saubere, in viereckige Scheiben geschnittene Sellerie
dämpfen, einige gedünstete Zwiebelringe dazugeben, etwas Zitronensaft oder Milch beifügen und mindestens 30 Minuten weichkochen. 100
Gramm Gemüsebrühe hinzufügen und das Gericht mit ein bis zwei Eßlöffeln Rahm verfeinern.
Pro Portion: 1 1/2 Broteinheiten.

Bohnen
250 Gramm gewaschene grüne Bohnen mit Bohnenkraut und Petersilie
gewürzt dämpfen. Einige Zwiebelringe in Reform-Pflanzenfett dünsten
und dazugeben. 100 Gramm Gemüsebrühe hinzufügen und ein bis zwei
kleine, gewürfelte Tomaten circa eine Stunde lang mitdämpfen.
Mit wenig Salz würzen.
Pro Portion: 1 1/2 Broteinheiten.

Getrocknete Bohnen
30 Gramm Dörrbohnen über Nacht einweichen und gut abtropfen lassen. Wie die frischen grünen Bohnen zubereiten und mit etwas
Sojabohnen-Mehl binden.
Pro Portion: 1 1/2 Broteinheiten.

Mohrrüben
200 Gramm in Scheiben geschnittene Mohrrüben mit in Reform-Pflanzenfett gedünsteten Zwiebeln mindestens 30 Minuten lang weichkochen. Mit Gemüsebrühe versetzen und pikant mit Majoran, Petersilie und Rosmarin abschmecken.
Pro Portion: 1 1/2 Broteinheiten.

Gedämpfte Schwarzwurzeln
150 Gramm gesäuberte und in zehn Zentimeter lange Stücke geschnittene Schwarzwurzeln in die Pfanne geben, in Reform-Pflanzenfett gedünstete Zwiebel dazugeben, Milch oder Zitronensaft hinzufügen und zugedeckt bei geringer Hitze rund eine Stunde lang kochen. Mit 100 Gramm Gemüsebrühe und etwas Sahne verfeinern und nach Geschmack mit frischen Kräutern würzen.
Pro Portion: 2 Broteinheiten.

Rote Bete (Randengemüse)
Die Wurzelspitzen müssen bis etwa zwei Zentimeter aufgeschnitten werden. Nun das Gemüse waschen ohne die Haut zu verletzen.

200 Gramm Rote Bete in leicht gesalzenem Wasser weichkochen, schälen und in feine Scheiben schneiden.

1/4 Zwiebel in Reform-Pflanzenfett dünsten, mit Lorbeerblatt und Kümmel gewürzte Gemüsebrühe hineingeben und cirka eine viertel Stunde bei geringer Hitze kochen lassen. Zum Binden etwas Sojamehl verwenden und das Gemüse mit Zitronensaft und Sahne verfeinern.
Pro Portion: 1 1/2 Broteinheiten.

Fenchel
Von dem frischen Gemüse die zähen Teile entfernen, alles gut waschen und halbieren.

Zwei Fenchel halbieren und in die Pfanne tun. Etwas Zwiebel in Reform-Pflanzenfett dünsten und darübergeben. Fenchel in 50 Gramm Gemüsebrühe, etwas Milch oder Zitronensaft und wenig Salz weichkochen. Etwas geriebenen Käse oder Sahne über die fertigen Fenchel geben.
Pro Portion: 1 1/2 Broteinheiten.

Zucchini

Die Zucchini nur frisch, jung und zart verwenden, gründlich waschen und die beiden Enden entfernen. Etwas Zwiebel in Reform-Pflanzenfett dünsten und 200 Gramm gewürfelte Zucchini hinzufügen. Mit etwas Salz, Dill, Petersilie, Rosmarin und Pfeffer würzen und in etwas Gemüsebrühe weichschmoren. Mit Sahne verfeinern.
Pro Portion: 1 Broteinheit.

Paprikaschoten

Auch Peperoni sind als Beigabe beliebt.

200 Gramm Paprikaschoten in feine Streifen schneiden, 1/2 gehackte Zwiebel dazugeben und in etwas Öl in der gedeckten Pfanne dämpfen. Mit Rosmarin, Basilikum, Petersilie und Knoblauch würzen.
Pro Portion: 1 1/2 Broteinheiten.

Gefüllte Paprikaschoten

werden in der gefetteten, feuerfesten Form zubereitet und mit gedünsteten Zwiebeln, Reis und Tomaten gefüllt. Zum Schluß mit geriebenem Käse überstreuen, Butterflöckchen aufsetzen und etwas Gemüsebrühe hinzufügen, das Ganze eine halbe Stunde im Ofen backen.
Pro Portion: 3 Broteinheiten.

Auberginen (Eierfrüchte)

150 Gramm Auberginen waschen, schälen und würfeln. 1/4 Zwiebel in Reform-Pflanzenfett dünsten, Auberginen hinzufügen und weichdünsten. 50 Gramm Gemüsebrühe dazugeben und mit einigen gedämpften Tomatenvierteln garnieren.
Pro Portion: 1/2 Broteinheit.

Auberginen können verfeinert werden, indem sie mit geriebenem Käse bestreut und Butterflöckchen zubereitet werden.
Pro Portion: 1 Broteinheit.

Gefüllte Auberginen werden wie gefüllte Paprikaschoten zubereitet und müssen dann als 3 Broteinheiten gezählt werden.

Maiskolben

Nur ganz frische Maiskolben verwenden, deren Körner noch zart sind. Die Fäden und grünen Blätter nicht benutzen.

Zwei mittlere Maiskolben in einem halben Liter Wasser mit wenig Salz eine viertel Stunde weichkochen und mit etwas flüssiger Butter servieren.
Pro Portion: 1 1/2 Broteinheiten.

Artischocken

Von 200 Gramm Artischocken die zarten Weichteile herausschneiden, säubern, mit Zitrone beträufeln und in dünne Scheiben schneiden. Mit etwas Salz bestreuen und in Öl weichdämpfen. In 50 Gramm weiterdünsten.
Pro Portion: 2 Broteinheiten.

Römische Artischocken

Die äußeren Blätter entfernen, bis nur der zarte Teil zurückbleibt, Spitzen entfernen, Stiel bis zum Mark schälen und in fingerlange Stengel schneiden. Mit Zitronensaft einreiben und die Blätter leicht öffnen. Salz darübergeben und mit Pfefferminz und Knoblauch nachwürzen. Artischocken in eine Pfanne mit etwas Öl legen und bei geschlossenem Deckel dünsten. Zwischendurch wenden, mit Wasser auffüllen und die Artischocken so lange dämpfen, bis alles Wasser verbraucht ist. Noch einmal etwas Öl hinzugeben und zehn Minuten weiterdünsten lassen.
Pro Portion: 2 Broteinheiten.

Spargel

300 Gramm waschen, schälen und in einem halben Liter leicht gesalzenem Wasser weichkochen. Mit einem Schaumlöffel aus der Pfanne nehmen, geriebenen Käse darüberstreuen, oder mit etwas Butter oder Sauce Mayonnaise — siehe Rezepte unter Rohkost — servieren.
Pro Portion: 1 Broteinheit.

Blumenkohl

Von 200 Gramm Blumenkohl den Strunk und die Blätter entfernen, Strunkteil schälen und die zarten Blätter beibehalten. Eine Stunde lang in kaltes Wasser legen und anschließend gründlich spülen. In einem halben Liter Wasser weichkochen, anrichten und mit Estragon, Zitrone, Petersilie, Schnittlauch und etwas Buttersauce servieren.
Pro Portion: 1/2 Broteinheit.

Polnischer Blumenkohl

200 Gramm Blumenkohl wie gewohnt zubereiten, ein halbes, hartgekochtes und gehacktes Ei mit etwas Petersilie darübergeben. Mit etwas geriebenem Käse bestreuen und mit flüssiger Butter servieren.
Pro Portion: 1/2 Broteinheit.

Broccoli wird wie Blumenkohl zubereitet und hat auch den gleichen Broteinheits-Wert.

Rosenkohl

200 Gramm Rosenkohl in etwas Reform-Pflanzenfett dämpfen, einen halben Liter Gemüsebrühe dazugeben, alles eine halbe Stunde weichdämpfen und vor dem Servieren mit flüssiger Butter übergießen. Mit Thymian und Basilikum würzen.
Pro Portion: 1 Broteinheit.

Gedämpftes Weißkraut oder Kohl

1/2 Zwiebel in Reform-Pflanzenfett dünsten, 250 Gramm jungen Kohl dazugeben und so lange dämpfen, bis der Kohl zusammenfällt. 50 Gramm Gemüsebrühe dazugeben und den Kohl bei geringer Hitze noch eine halbe Stunde weiterdünsten. Mit Liebstöckel, Basilikum, Muskat und Kümmel sowie etwas Reform-Hefe-Extrakt zum Ausgleich des Vitamin-B_1-Haushaltes abschmecken.
Pro Portion: 1 Broteinheit.

Rotkraut
1/2 Zwiebel in Reform-Pflanzenfett dünsten, 250 Gramm Rotkohl, fein
geraspelt, hinzugeben, einen Eßlöffel Reis und etwas Zitronensaft daruntermischen und mit 100 Gramm Gemüsebrühe sowie 50 Gramm
Traubensaft ablöschen und auf kleiner Flamme zugedeckt mindestens
eine Stunde lang weichdämpfen. Einen geschälten und in Schnitze geschnittenen Apfel mit etwas Butter bestreichen und auf einem Ofen-
blech überschmelzen.
Pro Portion: 3 Broteinheiten.

Sauerkraut
ist ein besonders wertvolles Rohgemüse, das vor allem im Winter sehr
wichtige Vitamine und Mineralien liefert. Es ist zwar in seiner rohen
Form leichter verdaulich als gekocht, sollte jedoch als gedünstetes Gemüse auf dem Speisezettel des Diabetikers nicht fehlen. Die Bekömm-
lichkeit kann verbessert werden, wenn dem gedünsteten Sauerkraut
kleine Mengen von kleingeschnittenem Frischkost-Sauerkraut beigefügt werden.

250 Gramm Sauerkraut zu einer viertel gehackten, in Reform-Pflanzenfett gedünsteten Zwiebel geben, mit der Gabel auflockern und kurz
dämpfen. 2 Eßlöffel Gemüsebrühe hinzufügen und bei geschlossenem
Deckel und geringer Wärmezufuhr bis zu zwei Stunden weiterkochen.
Kurz vor dem Anrichten 30 Gramm Kartoffeln oder die gleiche Menge
rohes Sauerkraut hineingeben.
Pro Portion: 1 1/2 Broteinheiten.

Gedämpfter Kohlrabi
200 Gramm Kohlrabi vierteln und anschließend in feine Scheiben
schneiden. 1/4 Zwiebel in Reform-Pflanzenfett dünsten, das Gemüse
hinzufügen, 100 Gramm Gemüsebrühe hineingießen und mit etwas Salz
würzen. Zugedeckt mindestens eine halbe Stunde lang köcheln lassen.
Noch einige zarte, gehackte und rohe Kohlrabi-Blätter dazugeben und
zum Schluß mit etwas Rahm verfeinern.
Pro Portion: 1 Broteinheit.

Weiße Bohnen mit Tomaten

50 Gramm weiße Bohnen über Nacht einweichen und anschließend in 150 Gramm leicht gesalzener Gemüsebrühe weichkochen. 1/4 Zwiebel in Reform-Pflanzenfett dünsten. 100 Gramm Tomaten schälen, würfeln und mitdünsten. Anschließend alles zu den gekochten Bohnen geben, mit einer halben Knoblauchzehe und nach Geschmack würzen.
Pro Portion: 3 Broteinheiten.

Zwiebelgemüse

150 Gramm frische Perlzwiebeln in Reform-Pflanzenfett vorsichtig dämpfen, 50 Gramm Gemüsebrühe darübergeben und noch 45 Minuten weiterdämpfen. Nach Geschmack würzen.
Pro Portion: 1 Broteinheit.

Lauchgemüse

200 Gramm gesäuberten Lauch in fingerlange Stücke schneiden und in die mit Reform-Pflanzenfett ausgegossene Bratpfanne schichten. 50 Gramm Gemüsebrühe hinzufügen und das Gemüse darin schmoren lassen. Zum Schluß etwas frische Sahne und geriebenen Käse darübergeben.
Pro Portion: 1 Broteinheit.

Mischgemüse

1/4 Zwiebel hacken und in Reform-Pflanzenfett dünsten. Je 50 Gramm Sellerie und Mohrrüben in Würfel schneiden und dämpfen und in beigefügter Gemüsebrühe gardämpfen. Je 50 Gramm Erbsen oder Bohnen und Blumenkohl in wenig Milchwasser weichkochen und in Gemüsebrühe zu Ende dämpfen. 100 Gramm Spinat hacken und mit wenig Reform-Pflanzenfett dämpfen. 20 Gramm gehackte Zwiebeln zu den fertiggekochten Gemüsesorten geben und das Ganze mit wenig Butter abschmelzen.
Pro Portion: 2 Broteinheiten.

Gemüse-Füllung
30 Gramm Reis in 50 Gramm Gemüsebrühe weichkochen und mit 1 gekochten, gehackten Ei, 1 Eßlöffel geriebenem Käse, gehackten, frischen Kräutern und 20 Gramm gehackten Pilzen vermischen.
Pro Portion: 2 Broteinheiten.

Salatvergnügen ohne Abwiegen

Ehe auf die Salate aus gekochtem Gemüse eingegangen wird, soll
noch einmal auf die Frischkost hingewiesen werden, die aus Salaten
besteht. Da diese wegen ihres Mangels an Kohlenhydraten keine nennenswerten Broteinheiten darstellen, können sie ohne das lästige Abwiegen und Berechnen genossen werden. Günstig nicht nur für den
Diabetiker, der sich um eine vitalstoffreiche Vollwertkost bemüht, sondern auch für den ernährungsbewußten Stoffwechselgesunden gilt folgende Faustregel: Möglichst täglich zwei über und unter der Erde ge-
wachsene Gemüsesorten essen und zu jeder Mahlzeit Blattsalat.

Verständlich, daß bei der Häufigkeit dieser Nahrungsmittel besonders
große Abwechslung erreicht werden muß, wenn es das Ziel ist, auch die
Mahlzeiten eines Diabetikers zu einem unbeschwerten und köstlichen
Eßvergnügen zu machen. Daher sollen an dieser Stelle noch einige zusätzliche Salatsaucen-Rezepte genannt werden, die sich einfach und
schnell zubereiten lassen.

Sahne-Sauce
2 Eßlöffel saure Sahne
2 Eßlöffel Öl
1/2 Tasse Gemüsebrühe
Curry und Paprika
gut vermischen und gekühlt zu Salat servieren.

Oliven-Sauce
3 bis 4 Eßlöffel Olivenöl
2 Eßlöffel Zitronensaft
Petersilie, Minze und Dill
gut mischen und gekühlt servieren.

Zwiebel-Sauce
2 Eßlöffel Öl
2 Eßlöffel Obstessig
1 Eßlöffel Sahne
1 kleine, gehackte Zwiebel
Dill, Kresse, Petersilie und Schnittlauch gut mischen und gekühlt servieren.

Grund-Sauce
3 Eßlöffel Öl
2 Eßlöffel Obstessig
frisch gehackte Petersilie
frisch gehackter Dill
1 Teelöffel Senf
1/2 Teelöffel Hefepastete oder Hefe-Extrakt
gut mischen und gekühlt servieren.

Tomaten-Sauce
je 2 Eßlöffel Obstessig und Öl
1 Eßlöffel Sahne
1 Teelöffel Tomatenmark
einige Spritzer Tabasco
Pfeffer, Paprika und frische Kräuter
gut mischen und gekühlt servieren.

Zitronensauce
2 Eßlöffel Öl
1 Essiggurke
1 Teelöffel Kapern
2 Eßlöffel Zitronensaft
1 kleine, feingehackte Zwiebel
4 Eßlöffel Gemüsebrühe
Minze und Estragon
gut mischen und gekühlt servieren.

Kräuter-Sauce
je 3 Eßlöffel saure Sahne und Gemüsebrühe
je 1 Teelöffel Senf und Zitronensaft
1 Eßlöffel Öl
frisch gehackte Kräuter
gut mischen und gekühlt servieren.

Diese Saucen können mit Sahne, Wasser oder Gemüsebrühe beliebig verlängert werden. Bei der Biokost wird die Menge pflanzlichen Fetts nicht ausdrücklich begrenzt. Am einfachsten ist es jedoch, alle Salate entweder mit Zitronensaft und Öl, oder aber mit Essig und Öl anzurichten. Die Kräuter zum Würzen sind ebenfalls unbegrenzt.

Salatrezepte ohne Broteinheiten

Bunter Salat
Sellerie und Mohrrüben fein raspeln, Gurken und Tomaten in Scheiben schneiden, das Ganze auf Blattsalat anrichten und mit Sauce servieren.

Hirtensalat
Tomaten, Zwiebeln zu gleichen Teilen, 4 schwarze Oliven, Petersilie, Minze und Dill auf frischem Sauerkraut vom Faß anrichten, hübsch garnieren, pikant abschmecken und sofort mit einer Sauce aus Zitronensaft, Olivenöl, Kräutersalz und frisch gemahlenem schwarzem Pfeffer servieren.

Endiviensalat
Endivienkopf waschen und in feine Streifen schneiden. In fertig zusammengerührte Sauce geben. Nach Geschmack, Sellerie, Gurken, Radieschen, Tomaten, Mohrrüben und frische Kräuter dazugeben und sofort servieren.

Radieschensalat
Radieschen, Gurken und Tomaten in Streifen geschnitten auf grünem Salat anrichten und mit Brunnenkresse verfeinern. Mit Sauce übergießen und sofort servieren.

Wildkräutersalat
Gänseblümchen, Löwenzahn, Sauerampfer, Huflattich, Schafgarbe und Brennessel waschen, hacken und mit einer fertig angemachten Sauce servieren.

Gurkensalat mit Rettich
Die Gurke mit der Schale hobeln, in fertige Sauce geben. Gehobelten Rettich mit Öl beträufeln und mit Tomatenscheiben garnieren. Das Ganze auf einer Salatplatte anrichten und mit frischgehacktem Schnittlauch und einem Bündchen Petersilie servieren.

Feldsalat mit Chinakohl
Den Salat putzen, in Scheiben geschnittene Tomaten und Chinakohl mischen und in eine fertige Sauce geben. Auf dem Feldsalat servieren.

Sauerkrautsalat
Frisches Sauerkraut vom Faß mit blauen Trauben und geraspelten Mohrrüben umlegen, mit Öl beträufeln und pikant abschmecken mit frisch gemahlenem Leinsamen oder Sonnenblumenkernen. Nach Geschmack noch mit frischen Kräutern würzen.

Selleriesalat
Zu gleichen Teilen frische Sellerie, Apfel und Mohrrüben raspeln und mit einer Mischung aus Öl und Zitronensaft beträufeln. Das Ganze auf Kopfsalat anrichten und mit gehackten Walnüssen garnieren.

Gemischter Salat

Geraspelte Mohrrüben mit Blumenkohlröschen garnieren, grüne Erbsen hinzufügen, dünne Zwiebelringe daraufhäufen und mit Sauce begießen. Sofort servieren.

Tomaten-Paprika-Salat

Grüne und rote Paprikaschoten würfeln, Tomaten und Zwiebeln zu gleichen Teilen in Scheiben schneiden und mischen. Das Ganze mit Sauce beträufeln, pikant abschmecken und mit Blattspinat umlegen.

Spargelsalat

Den geschälten Spargel in dünne Scheiben schneiden und sofort Öl und Zitronensaft darüberträufeln. Mit einem Teelöffel ungesüßtem Sanddorn würzen und mit frisch gemahlenem schwarzem Pfeffer bestreuen.

Fenchelsalat

Die Knolle säubern, grobe Teile entfernen, fein hobeln und sofort eine Sauce aus Zitronensaft, Öl und Sahne darübergeben. Mit einigen Apfelsinenscheiben verzieren und das Ganze auf grünem Salat servieren. Zum Schluß mit feingehacktem Fenchelgrün bestreuen.

Spinatsalat

Den gewaschenen, geputzten und zerpflückten Spinat mit einer fertig zubereiteten Sauce übergießen und dekorativ mit Tomaten und Radieschen verzieren.

Rote-Bete-Salat

Die gewaschene und von harten Teilen befreite Rote Bete raspeln und zu gleichen Teilen mit geraspeltem Apfel mischen. Eine Sauce aus Zitronensaft, saurer Sahne und Öl dazugeben oder eine Meerrettichsauce wählen, die aus geriebenem Meerrettich, geschlagener Sahne, frisch gehackten Kräutern und Öl hergestellt wird. Das Ganze auf eine Platte legen und mit frischem Sauerkraut vom Faß garnieren.

Kohlrabisalat
Den gewaschenen, von den groben Teilen befreiten und geschälten Kohlrabi raspeln, mit Öl beträufeln und frische Kräuter darüberstreuen. Einige übriggelassene, besonders zarte Kohlrabiblätter zerkleinern und über den Salat geben. Sofort servieren.

Schwarzwurzelsalat
Die gründlich mit einer Bürste gereinigten Schwarzwurzeln raspeln und mit einer der fertig angerichteten Saucen übergießen. Mit frischen Kräutern bestreuen und nach Bedarf auf Feldsalat oder grünem Salat servieren. Auch auf Eisbergsalat schmeckt diese Mischung gut.

Bunte Salatplatte
Beliebige Gemüsesorten wie Sellerie, Rotkohl, Mohrrüben und Weißkohl fein raspeln. Den Feldsalat waschen, aber nicht zerhacken. Die Gemüsesorten abwechselnd dekorativ auf eine Salatplatte legen, mit Feldsalat garnieren und mit einer fertig angemachten Sauce übergießen. Mit frischen Kräutern noch zusätzlich verfeinern.

Salate aus gekochtem Gemüse
Für Salate aus gekochtem Gemüse eignen sich vor allem Rote Bete, grüne Bohnen, Blumenkohl, Mohrrüben, Sellerie und Rotkohl. Sie werden in Salzwasser oder Gemüsebrühe weichgekocht und anschließend in Scheiben, Röschen oder Würfel geschnitten. Gewürzt werden sie am besten mit frischen Kräutern und gehackten Zwiebeln.

Kartoffelsalat
200 Gramm Kartoffeln in der Schale kochen, anschließend schälen und in Scheiben schneiden. 50 Gramm heiße Gemüsebrühe darübergeben und ziehen lassen. 15 Gramm Zitronensaft mit der gleichen Menge Öl verquirlt mit den Kartoffeln vermischen. Nun jeweils 5 Gramm Sahne und gehackte Zwiebeln hinzufügen und den Salat mit Petersilie, Zitronenmelisse, Majoran, Thymian, Schnittlauch und Dill würzen.
Pro Portion: 3 1/2 Broteinheiten.

Reissalat
30 Gramm Reis in 150 Gramm Wasser kochen, abspülen und abkühlen. 150 Gramm Wasser mit jeweils 10 Gramm Zitronensaft und Öl vermengen und mit dem Reis mischen. 10 Gramm gehackte Zwiebel und 50 Gramm gewürfelte Tomaten daruntermischen und mit frischen Kräutern wie Schnittlauch, Petersilie und Basilikum mischen.
Pro Portion: 2 Broteinheiten.

Russischer Salat
Jeweils 50 Gramm Sellerie, Mohrrüben, Erbsen und Schalenkartoffeln einzeln in wenig Salzwasser und Gemüsebrühe weichkochen und abkühlen. Mohrrüben, Sellerie und Kartoffeln würfeln. 15 Gramm Zitronensaft mit dem erkalteten Gemüse vermischen, etwas salzen und eine Mayonnaise daruntermischen. Mit Kresse, Tomaten und Gewürzgurken abschmecken.
Pro Portion: 4 Broteinheiten.

Salade Nicoise
80 Gramm gekochte und geschälte Kartoffeln in Scheiben schneiden, die gleiche Menge Tomaten dazugeben, 10 Gramm Radieschen und ein hartgekochtes Ei hinzufügen und 20 Gramm Gurke hineinschneiden. Aus 15 Gramm Zitronensaft und der gleichen Menge Öl eine Salatsauce zubereiten und über das Gemüse mit dem Ei geben. Kurz vor dem Servieren einige Kopfsalatblätter in eine Schüssel legen und den Salat darauf dekorativ anrichten. Mit Schnittlauch, Petersilie, Dill und Borretsch würzen.
Pro Portion: 1 1/2 Broteinheiten.

Selleriesalat mit Mayonnaise
150 Gramm rohe Sellerie in dünne Streifen schneiden, 10 Gramm Zitronensaft daruntermischen und die gleiche Menge gehackte Wal- oder Haselnüsse hinzugeben. Mit einer Mayonnaise und etwas Rahm anmachen.
Pro Portion: 1 Broteinheit.

Russische Eier
Ein hartgekochtes Ei schälen, halbieren, das Eigelb herausnehmen und durch ein Sieb streichen. 15 Gramm selbstgemachte Mayonnaise mit dem Eigelb verquirlen und mit einem Spritzsack in die ausgehöhlten Eier geben. Mit wenig Salz und etwas Reform-Hefeextrakt abschmecken. Russische Eier eignen sich hervorragend dazu, zu festlichen Gelegenheiten Salatplatten zu garnieren. Ein Teil der Füllmasse kann auch mit frischen Gartenkräutern oder etwas Tomatenpüree vermischt werden, um farbliche Akzente zu setzen.
Pro Portion: 2 Broteinheiten.

Gemüse-Sulz
4 Gramm pflanzlichen Gallerte Agar-Agar, die als Pulver in Reformhäusern gekauft werden kann und Gelatine ersetzt, in 200 Gramm lauwarmer Gemüsebrühe auflösen und mit etwas Zitronensaft, Reform-Hefeextrakt und Salz vermengen. Ein wenig von dem Agar-Agar-Sulz in Förmchen fest werden lassen. Ein in Scheiben geschnittenes, hartgekochtes Ei, sowie jeweils 50 Gramm Tomatenwürfel und Gewürzgurken und gekochte Blumenkohlröschen in die Förmchen geben, Gemüsebrühe darübergeben, fest werden lassen, und anschließend jeweils 30 Gramm gekochte Erbsen und gekochte Bohnen in die Förmchen schichten. Wieder mit Gemüsebrühe übergießen, erkalten lassen, bis das Förmchen ganz gefüllt ist. Die erkalteten Sülzchen stürzen und zum Garnieren von Salatplatten verwenden.
Pro Portion: 1 Broteinheit.

Es muß nicht immer Fleisch sein

Noch einmal soll betont werden, daß tägliche Frisch- und Rohkost für den Diabetiker unerläßlich ist und mindestens ein Drittel — besser mehr — seiner Nahrung darstellen sollte. Dennoch sind aus dem Speisefahrplan die warmen Mahlzeiten nicht wegzudenken. Da bei der vitalstoffreichen Vollwertkost das tierische Eiweiß möglichst gering gehalten werden soll, hier nun eine Reihe von Rezepten, die ohne Fleisch zubereitet werden. Die Mengenangaben wurden bewußt für vier bis sechs Personen gewählt, weil davon ausgegangen wird, daß diese warmen Mahlzeiten, die ja alles andere als Krankenkost sind, von der ganzen, ernährungsbewußten Familie mitgegessen werden. Wichtig ist nur, daß die Frischkost grundsätzlich vor der gekochten Mahlzeit verzehrt wird.

Quark-Kartoffeln
1 Pfund Kartoffeln reinigen, die Haut auf der oberen Seite einritzen, mit Öl einpinseln und auf einem eingefetteten Blech eine gute halbe Stunde lang backen. Nun eine Füllung aus 200 Gramm Mager-Quark, eine Tasse Milch, Kümmel, Schnittlauch und Majoran bereiten, und diese mit dem Spritzsack über die Rille der gebackenen Kartoffeln spritzen.
Pro Portion: 2 Broteinheiten.

Schweizer Kartoffel-Rösti
1 kg Kartoffeln
200 Gramm Schweizer Käse oder Gouda
1/4 Liter Sahne
2 Eßlöffel Butter
2 Eier
Muskat, Kräutersalz
Die Kartoffeln gründlich waschen und mit der Schale raspeln. Den Käse reiben. Das Ganze mit den Eiern und der Sahne vermischen, pikant abschmecken und auf ein eingefettetes Backblech geben. Mit Butterflöckchen besetzen und bei mittlerer Hitze goldbraun backen.
Pro Portion: 3 Broteinheiten.

Kartoffelschnitten mit Spinat
1 bis 1 1/2 Pfund Kartoffeln
500 Gramm Gemüsebrühe
500 Gramm Spinat
50 Gramm geriebener Käse
20 Gramm Butter
Die Kartoffeln schälen und der Länge nach in ein Zentimeter dicke Scheiben schneiden. Sie anschließend in der Gemüsebrühe weichko-

chen und auf ein eingefettetes Blech legen. Den Spinat wie Blattspinat zubereiten und auf die Kartoffeln geben. Den Käse darüberstreuen und die Butterflöckchen aufsetzen. Das Ganze kurz im Ofen überbacken. Pro Portion: 2 Broteinheiten.

Kartoffel-Eintopf
20 Gramm Reform-Pflanzenfett
2 kleine Zwiebeln
1 Pfund Federkohl
1 Pfund Kartoffeln
1 Liter Gemüsebrühe
20 Gramm Butter
Die gehackten Zwiebeln in dem Reform-Pflanzenfett dünsten, den kleingeschnittenen Federkohl mitdämpfen, die in Würfel geschnittenen Kartoffeln hinzufügen und eine gute halbe Stunde kochen. Die Gemüsebrühe, mit der Butter verfeinert, über die angerichteten Kartoffeln geben und das Gericht mit fein gehacktem Kümmel, Muskat, Basilikum und Majoran pikant abschmecken.
Pro Portion: 2 Broteinheiten.

Risotto
120 Gramm Reis
15 Gramm Reform-Pflanzenfett
2 kleingehackte Zwiebeln
1/2 Liter Gemüsebrühe
12 Gramm frische Butter
50 Gramm geriebener Käse
Den Reis zusammen mit der Zwiebel dünsten. Nun die erhitzte Gemüsebrühe dazugeben und eine viertel Stunde kochen. Kurz vor dem Servieren die Butter und den geriebenen Käse dazugeben. Das Gericht mit etwas Salz und frischen Kräutern würzen.
Pro Portion: 2 1/2 Broteinheiten.

Ungarischer Kartoffelauflauf
1 Kilogramm Kartoffeln
250 Gramm Tomaten
200 Gramm Gouda
3 rote Paprikaschoten
1/4 Liter Sahne
2 Eßlöffel Butter
Kräutersalz, Pfeffer, Paprikapulver
Die Kartoffeln bürsten und mit der Schale in dünne Scheiben schneiden. Die gewaschenen Tomaten in Scheiben und die Paprikaschoten in Streifen schneiden. Den Käse würfeln. Eine feuerfeste Form fetten, die Kartoffelscheiben mit Pfeffer und Salz würzen und die Hälfte davon in die Form geben, anschließend eine Schicht Tomaten, Paprika und Käse daraufgeben und mit der letzten Schicht Kartoffeln abschließen. Die Sahne mit Pfeffer, Paprika und Kräutersalz würzen und über den Auflauf geben. Butterflöckchen aufsetzen und mit geriebenem Käse bestreuen. Das Gericht eine knappe Stunde bei 190 Grad überbacken.
Pro Portion: 3 Broteinheiten.

Riz Creol mit Gemüse
20 Gramm Reform-Pflanzenfett
50 Gramm feingewürfelter Lauch, Sellerie und Mohrrüben
120 Gramm Reis
400 Gramm Gemüsebrühe
Die Gemüsesorten mit dem Reis in dem Fett dämpfen, die Gemüsebrühe heiß dazugeben und alles zusammen noch eine viertel Stunde kochen. Mit frischgehackten Kräutern, Gewürznelke und Lorbeer pikant abschmecken.
Pro Portion: 2 Broteinheiten.

Reissalat Pikanta
300 Gramm Langkornreis
1/2 Salatgurke
10 Radieschen
8 kleine Tomaten
2 Eßlöffel Schnittlauch
2 Eßlöffel Zitronensaft
1/4 Liter saure Sahne
Vollmeersalz und Pfeffer
20 Gramm Frischkäse
Den Reis wie gewohnt garen. Den Käse mit dem Zitronensaft, der Sahne, Pfeffer und Salz vermengen und mit dem ausgekühlten Reis mischen. In einem geschlossenen Gefäß einige Stunden aufbewahren. Kurz vor dem Verzehr geviertelte Tomaten, gehobelte Gurken, Schnittlauchringe und Radieschenscheiben untermischen.
Pro Portion: 3 1/2 Broteinheiten.

Allemanisches Hirsegericht
70 Gramm Hirse
1 Prise Salz
1/4 Liter Wasser
1 Messerspitze gekörnte Brühe
1/2 kleine Zwiebel
Die Hirse in kaltes Wasser einrühren, die übrigen Zutaten dazugeben, aufkochen und ohne weitere Wärmezufuhr eine viertel Stunde quellen lassen. Unter die noch heiße Hirse einen Teelöffel Butter ziehen und das Gericht mit Kräutersalz oder frischen Kräutern abschmecken.
Pro Portion: 3 Broteinheiten.

Nudelauflauf
70 Gramm Vollkornnudeln
100 Gramm Tomaten
1 Ei
50 Gramm Emmentaler oder Gouda
1 Eßlöffel Butter
1/2 Tasse Sahne

Kräutersalz
Paprika
Die Nudeln in wenig Salzwasser kochen und rund zehn Minuten lang ohne weitere Wärmezufuhr quellen lassen. Den grob geriebenen Käse, das mit der Sahne verquirlte Ei und die mit Kräutersalz und Paprika gewürzten Tomaten unter die Nudeln heben. In eine feuerfeste, eingefettete Form geben, mit etwas Käse bestreuen, die Butterflöckchen aufsetzen und im vorgeheizten Ofen bei 200 Grad eine knappe halbe Stunde backen.
Pro Portion: 3 Broteinheiten.

Pizza
500 Gramm Weizenvollkornmehl
1 Teelöffel Vollmeersalz
1 Würfel Hefe
250 Gramm kaltes Wasser
2-3 Eßlöffel Öl
Die Hefe in wenig Wasser auflösen und mit dem Mehl mischen. Das restliche Wasser, Öl und Salz dazugeben und alles zu einem Teig zusammenkneten. Diesen auf ein eingefettetes Blech streichen und nach Geschmack mit pikanten Zutaten belegen wie dünn aufgestrichenes Tomatenmark, Kapern, Spargel, Champignons oder andere Pilze, Zwiebeln, Tomaten, Gewürzgurken, Mais oder andere Gemüsesorten.

Die Pizza nun mit Oregano, Kräutersalz und Majoran bestreuen und verschwenderisch mit grob geraspeltem Käse belegen. Eine knappe halbe Stunde bei 225 Grad backen.
Pro Portion: 3 Broteinheiten.

Maisschnitten
200 Gramm Mais
80 Gramm Soja-Grieß
1 Liter Milch
2 zerquirlte Eier
etwas Salz

Milch und Wasser mit etwas Salz zum Kochen bringen, Mais und Soja-Grieß einrühren und unter ständigem Rühren bei reichlicher Wärmezufuhr kochen. Mit etwas zusätzlicher Milch und Salz noch eine Stunde weiterkochen. Das Ganze nun auf ein Brett streichen, erkalten lassen und in Scheiben schneiden, die in Ei gewendet werden. Die ungebratenen Mais-Schnitten auf ein eingefettetes Blech legen, im Ofen leicht anbacken, 100 Gramm in Scheiben geschnittenen Käse auf die Schnitten legen und weiterbacken, bis der Käse zerläuft.
Pro Portion: 4 Broteinheiten.

Reisringe
Pro Portion werden 50 Gramm Reis in eine mit kaltem Wasser ausgespülte Ring- oder Puddingform gefüllt und nach der Zubereitung auf eine Platte gestürzt. Die Innenseite des Reisrings nach Belieben mit 100 Gramm Tomatengemüse, Champignons oder Spinat füllen.
Pro Portion: 2 1/2 Broteinheiten.

Haferflocken-Brätlinge
10 Gramm Reform-Pflanzenfett
1 kleine gehackte Zwiebel
100 Gramm Haferflocken
100 Gramm Soja-Flocken
1 Pfund Sellerie, Lauch oder Spinat
1/2 Liter Gemüsebrühe
2 zerquirlte Eier
1 Tasse Milch
50 Gramm Reform-Pflanzenfett
Die Zwiebeln und das Gemüse in dem Fett dünsten, die Brühe hinzufügen und alles zu einem dicklichen Brei kochen. Diesen dann auf einem Brett ausstreichen, erkalten lassen und in Rechtecke schneiden, die in dem Ei und der Milch gewendet werden. Das restliche Pflanzenfett erhitzen und die Brätlinge darin auf beiden Seiten bräunen.
Pro Portion: 2 1/2 Broteinheiten.

Omeletts — bekömmliche Sattmacher
8 Eier
1 Tasse Milch
20 Gramm Frischbutter
Salz
Muskat
Eiweiß absondern und schlagen. Die übrigen Zutaten sorgfältig miteinander verquirlen und nun den Eiweißschnee behutsam unterheben. Die
Butter in einer beschichteten Pfanne erhitzen, die Ei-Masse hineingeben, mit einer Gabel umrühren. Wenn das Omelett halbfest ist, auf einer Seite zusammenschieben, fertigbacken und auf eine heiße Platte
stürzen, solange das Omelett noch feucht ist.
Pro Portion: 2 Broteinheiten.

Kräuteromelett
Zubereitung wie beim Grundrezept,
dann 50 Gramm frisch gehackte Petersilie, Schnittlauch und andere
Kräuter nach Geschmack hinzufügen.
Pro Portion: 2 Broteinheiten.

Tomatenomelett
Zubereitung wie beim Grundrezept,
dann 1 Pfund geschälte und gewürfelte Tomaten hinzufügen, eine kleine Zwiebel in Reform-Pflanzenfett dünsten und dazugeben und pikant
abschmecken.
Pro Portion: 1/2 Broteinheit.

Sojaomelett
80 Gramm Sojamehl
80 Gramm Mehl
200 Gramm Milch
20 Gramm Öl
20 Gramm Butter
etwas Salz

Sojamehl, Mehl, Salz und Milch gut verrühren und eine Stunde quellen lassen. Das Öl unter den Teig geben. Die Butter in einer Pfanne erhitzen und den Teig darin leicht backen.
Pro Portion: 1 1/2 Broteinheiten.

Belegte Brötchen

Für Wanderungen, Ausflüge und Picknicks, für Reisen und Touren, aber auch für ein sommerliches Abendessen sind lecker und pikant belegte Brötchen sehr beliebt. Wichtig ist dabei, daß für den Diabetiker grundsätzlich nur Vollkornprodukte verwendet werden. Sollen Schnitten zubereitet werden, so sind diese dünn zu schneiden. Dazu muß das Brot mindestens einen Tag alt sein. Bei der Errechnung der Broteinheiten für die nun folgenden Rezepte wurden jeweils zwei Scheiben = 40 Gramm Brot zugrunde gelegt.

Grund-Aufstrich
30 Gramm Magerquark
5 Gramm Butter
schaumig rühren.
Zusammen mit dem Brot: 2 Broteinheiten.

Verfeinerter Aufstrich
40 Gramm Rahmquark
etwas Kümmel oder Tomatenpüree
Schnittlauch
Reform-Hefeextrakt
Alle Zutaten unter den Quark mischen und den Aufstrich sahnig schlagen.
Zusammen mit dem Brot: 2 Broteinheiten.

Käse-Aufstrich
10 Gramm Streichkäse durch ein Sieb geben und zusammen mit 5 Gramm Sahne schaumig schlagen.
Mit dem Brot: 1 1/2 Broteinheiten.

Schweizer Aufstrich
30 Gramm Schweizer Käse oder Gruyere
20 Gramm Milch
etwas Kümmel
Den Käse fein reiben, mit etwas Milch und dem Kümmel vermischen
und eine halbe Stunde stehenlassen.
Mit dem Brot: 2 Broteinheiten.

Kräuterbutter-Aufstrich
10 Gramm Kräuterbutter
Dill
etwas Zitronensaft
oder 1 Teelöffel Milch
Alle Zutaten gut mischen und sahnig quirlen.
Mit dem Brot: 1 1/2 Broteinheiten.

Aber auch Mandel- und Nußmus sind pikante und erlaubte Brotaufstri-
che. Darüber kommen dann je nach Geschmack

Rohkost wie Mohrrüben oder Sellerie, geraspelt, Tomaten, Radieschen
oder Gurken in Scheiben, Zwiebelringe
Kresse
Baumnüsse
Schnittlauch
Petersilie
gehacktes, hartgekochtes Ei.

Käse-Schnitten
30 Gramm Vollkornbrot
50 Gramm Milch
3 Gramm Reform-Pflanzenfett
15 Gramm Soja-Mehl
30 Gramm geriebener Käse
Das Brot in der Milch wenden und auf ein eingefettetes Blech legen.

Bechamelsauce zubereiten aus

10 Gramm Reform-Pflanzenfett
10 Gramm Soja-Mehl
50 Gramm Milch
50 Gramm Gemüsebrühe
Sauce: 1/2 Broteinheit.

Den geriebenen Käse mit der Bechamel-Sauce vermischen und auf die Brotschnitte streichen. Die Käse-Schnitten nun eine knappe viertel Stunde im heißen Ofen backen.
Insgesamt mit der Sauce: 2 Broteinheiten.

Nußbrötchen
70 Gramm altes Vollkornbrötchen oder Vollkornbrot
50 Gramm Schweizer oder Gouda-Käse
20 Gramm Haselnüsse
1/2 kleine Zwiebel
Alle Zutaten durch den Fleischwolf drehen. Die Menge anschließend mit ein bis zwei Eßlöffeln Gemüsebrühe verkneten und kleine Frikadellen formen. Diese in Vollkornmehl wenden und in wenig Reform-Pflanzenfett braten.
Pro Portion: 1 1/2 Broteinheiten.

Brötchen aus der Hausbäckerei

Für den Diabetiker, der zwar ernährungsbewußt, aber nicht abwechslungsarm leben möchte, kann das Backen zu einem beliebten Hobby und Freizeitvergnügen werden. Allerdings dürfen nur frisch gemahlene Vollkornmehle verwendet werden. Da alle Bestandteile des Getreides im Vollkornmehl enthalten sind, wird das so hergestellte Gebäck dunkler als die gewohnten Produkte aus Auszugsmehl. Vollkornmehl sollte, wenn irgend möglich, erst unmittelbar vor dem Verbrauch in der eigenen Mühle gemahlen werden. Es hat einen pikanten, nußartigen Geschmack und enthält noch sämtliche Vitalstoffe.

Brötchen à la maison
für vier bis sechs Personen
600 Gramm Weizenvollkornmehl
250 Gramm kaltes Wasser
40 Gramm Hefe
15 Gramm Vollmeersalz
Das Salz und die Hefe in dem Wasser auflösen. Das Mehl hinzufügen
und eine viertel Stunde lang gründlich kneten. Notfalls noch etwas
Wasser dazugießen, wenn der Teig zu fest ist.

Nun den Teig eine gute viertel Stunde lang bedeckt an einem warmen
Ort aufgehen lassen, anschließend erneut kneten und noch einmal zie-
hen lassen. 15 bis 20 Brötchen mit nassen Händen — sonst klebt der
Teig an den Fingern — formen, auf ein mit Mehl besprenkeltes Blech
geben und mit Eigelb bepinseln. Den Ofen auf 220 Grad vorheizen, die
Brötchen auf die mittlere Schiene schieben und den Ofen nun auf 250
Grad hochschalten. Nach einer guten Viertelstunde Backzeit auf 200
Grad zurückschalten und die Brötchen weitere 15 Minuten backen.
Pro Person: 1 Broteinheit.

Brötchen für Eilige
für vier bis sechs Personen
325 Gramm Milch
100 Gramm Butter
450 Gramm Weizenvollkornmehl
50 Gramm Weizenschrot
1 kleine Tasse geraspelte Baumnüsse
40 Gramm Frischhefe oder 1 Päckchen Reform-Hefeextrakt
1 Teelöffel Vollmeersalz
Alle Zutaten mit dem Handmixer so lange kneten, bis sich der Teig von
der Schüssel löst. Die Frischhefe muß vorher in etwas Milch aufgelöst
werden. Sofort mit einem Löffel Häufchen aufs Blech setzen und an einem warmen Ort bedeckt gehen lassen. Nach einer knappen halben
Stunde die Brötchen auf der mittleren Schiene eine halbe Stunde lang
bei 200 Grad im vorgeheizten Ofen backen.
Pro Person: 1 Broteinheit.

Allgemeine Tageskostpläne

Bisher war ausschließlich von frischkost- und vitalstoffreicher Vollwertkost die Rede, bei der tierisches Eiweiß weitgehend ausgeschlossen wurde. Wir wenden uns nun vollwertiger und abwechslungsreicher Mischkost zu, deren täglicher Gehalt an Energie auf den jeweiligen Kalorien-Bedarf einzustellen ist. Die Grundregeln dieser Ernährung lauten:

- Die Gehalte an Kohlenhydraten, Fett und Eiweiß müssen ausgewogen sein.
- Die Zufuhr kohlenhydrathaltiger Nahrungsmittel ist unter Kontrolle zu halten und sollte über den Tag auf mehrere kleinere Mahlzeiten verteilt werden.
- Ausgeschaltet werden müssen Rüben- und Rohrzucker, Trauben- und Malzzucker sowie alle damit hergestellten Nahrungsmittel, die von Natur aus viel Traubenzucker, Malz- oder Rohrzucker enthalten wie Honig, Sirup, Malzextrakt, Trockenfrüchte, überreife Früchte, Südweine, zuckerreiche Weine, Sekt und normales Bier.
- Zum Süßen von Speisen und Getränken nur kalorien- und kohlenhydratfreie Süßstoffe oder bemessene Mengen von Zuckeraustauschstoffen verwenden.
- Bei Insulin- oder Tablettenbehandlung die genau vorgeschriebenen Mengen an Kohlenhydraten einhalten und keine Mahlzeiten auslassen.
- Die Kohlenhydrate vornehmlich in Form von Vollgetreideschrot, Vollgetreideflocken, Vollreis, Knäckebrot, Hirse, Vollkornbrot, Gemüse und Kartoffeln zu sich nehmen. Dazu kommen ein bis zwei Broteinheiten täglich aus Fruchtsäften oder Rohobst.
- Zum Frühstück Gerichte aus Vollgetreideflocken oder Vollgetreideschrot vorziehen und dadurch Aufstrichfett und Marmelade einsparen.
- Solche Gemüse wählen, die nur wenige Kohlenhydrate haben und leicht bekömmlich sind. Das sind Chinakohl, Chicorée, Broccoli, Gurken, Endivien, Rettich, Spinat, Radieschen, Tomaten, Sauerkraut, Weißkohl, Blumenkohl und Fenchel.

● Zuckeraustauschstoffe wie Fruchtzucker, Sorbit oder Xylit nur in geringen Dosen verwenden und beim Zählen der Broteinheiten berücksichtigen. Bei Übergewicht Zuckeraustauschstoffe wegen ihrer Gehalte an „leeren" Kalorien weitgehend weglassen.

Süßspeisen

Ob Süßspeisen und Desserts vom Diabetiker verzehrt werden dürfen,
kann nur der Arzt entscheiden, der dabei den Schweregrad des Diabetes berücksichtigt. Auch spielt es eine Rolle, wie die Nachspeisen zubereitet wurden. Die nun folgenden Rezepte sind zwar speziell für den
Diabetiker zusammengestellt, dürften aber bei der ganzen Familie und
den nicht stoffwechselgeschädigten Naschkatzen Anklang finden. Daher zunächst auch Mengenangaben für acht bis zehn Personen.

Grundteig für verschiedene Kuchen
600 Gramm Weizenvollkornmehl
350 Gramm kaltes Wasser
1 Teelöffel Salz
40 Gramm Hefe
2 Teelöffel Honig, die bei der Gesamtmenge ohne Anrechnung der Broteinheiten ins Gewicht fallen. Die Hefe in etwas Wasser auflösen. Nun
sämtliche Zutaten hinzufügen und eine viertel Stunde lang kneten. Anschließend 20 Minuten lang zugedeckt zum Aufgehen an einem warmen Ort aufbewahren. Nun 3 bis 4 Eßlöffel Öl untermischen und erneut
kneten. Den Teig auf einer mit Mehl bestreuten Fläche zu einem Rechteck ausrollen und mit süßer Sahne bestreichen. Für die Füllung zwei
Pfund Äpfel grob raspeln, mit einer Tasse gehackten Mandeln und etwas Zimt vermischen und über den Teig geben. Nun die Seitenteile
gleichmäßig einschlagen, zu einer Rolle aufwickeln und auf ein gefettetes   Blech
legen. Ein Eigelb darüberstreichen und mit gehackten Mandeln bestreuen. Den Teig im vorgeheizten Ofen rund 60 Minuten lang backen.
Pro Portion einschließlich Füllung: 3 1/2 Broteinheiten.

Bananenkuchen

Teigzutaten wie beim Grundteig

Den Teig nach dem letzten Kneten mit feuchten Händen, damit er nicht an den Fingern klebt, auf ein gefettetes Blech geben und mit süßer Sahne überpinseln.

Für den Belag ein reichliches Kilo Bananen in Scheiben schneiden und den Kuchen damit belegen. Das Ganze mit Vanillegewürz bestreuen und mit flüssiger, mit Süßstoff gewürzter Butter bestreichen. Den Kuchen nun mit Sesam bestreuen und eine gute halbe Stunde lang bei 200 Grad goldbraun backen.

Pro Portion: 3 1/2 Broteinheiten.

Mohnrolle

Teigzubereitung wie Grundteig

Für die Füllung 200 Gramm Mohn mahlen und verkneten mit einer Tasse Rosinen, der gleichen Menge grob gemahlener Haselnüsse, drei bis vier Eßlöffeln Sahne und — wenn erlaubt — 2 Teelöffeln Honig. Zu einer Rolle formen, Eigelb daraufstreichen, mit gehackten Nüssen überziehen und etwa 60 Minuten lang bei mittlerer Hitze im vorgeheizten Ofen backen. In schweren Fällen von Diabetes wird der Honig durch Süßstoff ersetzt.

Pro Portion: 3 1/2 Broteinheiten.

Aprikosen-Kuchen

Zutaten für den Mürbeteig
375 Gramm Mehl
100 Gramm Diabetiker-Zucker
1 Ei
150 Gramm Margarine
2 Teelöffel Backpulver
ausgeschabtes Mark von 1/2 Vanillestange
Zutaten für den Belag:
2 Pfund Aprikosen
1 Diät-Vanille-Pudding
2 Eier
1/2 Liter Milch (1,5% Fett)

Die Zutaten für den Mürbeteig zusammenkneten, in Folie wickeln und
60 Minuten lang im Kühlschrank stehen lassen. Den Diät-Pudding zubereiten und die leicht geschlagenen Eier unter den warmen Pudding heben und auf Zimmertemperatur abkühlen lassen. Aprikosen waschen,
halbieren und entkernen. 3/4 des Teigs zu einem Rechteck ausrollen
und auf ein eingefettetes Backblech geben, an den Rändern hoch-
drücken. Darauf gleichmäßig den Pudding verteilen und die Aprikosen-
hälften mit den Rundungen nach oben daraufsetzen. Nun den restlichen Teig dünn ausrollen, in zwei Zentimeter breite Streifen schneiden
und den Kuchen gitterförmig damit verzieren. Im vorgeheizten Backofen eine gute halbe Stunde lang bei 200 Grad backen.
Pro Portion: 2 1/2 Broteinheiten.

Erdbeeren in Zitronensaft
für eine Person
25 Gramm Zitronensaft
150 Gramm Erdbeeren
15 Gramm Zuckeraustauschstoff
Die großen Erdbeeren halbieren, süßen und den Zitronensaft darüber-
gießen.
Pro Portion: 2 1/2 Broteinheiten.

Früchtesalat
für eine Person
50 Gramm Orangensaft
50 Gramm Wasser
10 Gramm Zitronensaft
10 Gramm Zuckeraustauschstoff
150 Gramm frisches Obst je nach Jahreszeit wie Äpfel und Birnen, Pfirsiche und Aprikosen, Beeren und Kirschen.
Das Wasser aufkochen und erkalten lassen, den Zuckeraustauschstoff
und den Orangensaft hinzufügen. Das Obst in feine Scheiben schneiden und in den fertigen Sirup geben.
Pro Portion: 3 Broteinheiten.

Apfelmus
für eine Person
150 Gramm Äpfel
10 Gramm Zuckeraustauschstoff, verfeinert mit geriebener Zitronenschale oder Zimt
25 Gramm Schlagsahne
Die Äpfel waschen, Stiele und Butzen entfernen, in Scheiben schneiden, weichkochen und durch ein Sieb geben. Den Zuckeraustauschstoff dazugeben. Die Sahne schlagen und mit der Spritztüte über das
Apfelmus geben.
Pro Portion: 2 1/2 Broteinheiten.

Rhabarberkompott
für eine Person
200 Gramm Rhabarber
25 Gramm Zuckeraustauschstoff
25 Gramm Wasser
5 Gramm Sojamehl
Den Rhabarber waschen und würfeln, den Zuckeraustauschstoff hinzufügen und den Rhabarber darin kurz weichkochen. Wasser und Sojamehl anrühren, hinzufügen und mitkochen. Anschließend den Rhabarber mit dem Schaumlöffel herausnehmen und anrichten. Den Saft noch
etwas einkochen, mit etwas Sojamehl verdichten und über den Rhabarber geben.
Pro Portion: 3 Broteinheiten.

Schokoladeneis
für eine Person
1/4 Liter Sahne
1 Ei
1/2 Teelöffel Vanillegewürz
1 Teelöffel Kakao
1 Teelöffel flüssiger Süßstoff

Die Sahne steif schlagen, Süßstoff, Eigelb, Vanilligewürz und Kakao hinzufügen, weiter schlagen, bis die Masse fest ist. Das steif geschlagene Eiweiß vorsichtig unterziehen, und das Ganze zwei Stunden lang im Gefrierfach aufbewahren.
Pro Portion: 3/4 Broteinheit.

Himbeercreme
für vier Personen
1/4 Liter Milch
2 Beutel Himbeer-Diät-Dessert
1/4 Liter heißen Wasser
1 Eischnee
250 Gramm Himbeeren
1/2 Teelöffel flüssiger Süßstoff
Das kochende Wasser in eine Schüssel gießen und das Diät-Dessert nach Vorschrift zubereiten, abkühlen lassen und die Milch unterrühren. Kalt stellen und nach einer halben Stunde die gesäuberten Himbeeren und den mit dem Süßstoff steifgeschlagenen Eischnee unterziehen. Mit frischen Himbeeren garnieren.
Pro Portion: 1 Broteinheit.

Zitronencreme
für eine Person
1 Stück Zitronenschale
50 Gramm Wasser
5 Gramm pulverisierte Agar-Agar-Gallerte aus dem Reformhaus
50 Gramm Zitronensaft
20 Gramm Zuckeraustauschstoff
50 Gramm Sahne
1 Ei
Das Wasser mit der Zitronenschale mit dem Agar-Agar zerquirlen und auf kleiner Flamme erhitzen, bis sich das Agar-Agar aufgelöst hat. Nun den Zitronensaft mit dem aufgelösten Agar-Agar vermengen. Den Zukkeraustauschstoffe mit dem Ei schaumig rühren und die Früchtecreme untermischen. Die Sahne steif schlagen, unter die Creme ziehen und das Dessert eine Stunde stehenlassen.
Pro Portion: 2 Broteinheiten.

Überbackene Pampelmuse

für zwei Personen
1 große Pampelmuse
5 Gramm Mandelstifte
5 Gramm Butter
10 Gramm Diabetikerzucker

Die Pampelmuse halbieren, Spalten lösen, aber nicht aus der Schale nehmen. Backofen auf höchste Stufe vorheizen. Pampelmusenhälften mit Diabetikerzucker und Mandelstiften bestreuen, Butterflöckchen darauf verteilen und bei Oberhitze in feuerfesten Schalen überbacken, bis die Mandeln braun sind. (ca. fünf Minuten)
Pro Portion: 1 1/2 Broteinheiten.

Mandelmilchsauce

für eine Person
100 Gramm Milch
15 Gramm Mandeln
10 Gramm Zuckeraustauschstoff
50 Gramm Wasser
5 Gramm Sojamehl

Die Mandeln schälen und reiben und zusammen mit der gesüßten Milch aufkochen. Das im Wasser gelöste Sojamehl in die kochende Milch einrühren und die Sauce gut mixen.
Pro Portion: 1 1/2 Broteinheiten.

Mousse au Chocolat

für vier Personen
50 Gramm edelbittere Diät-Schokolade
1 Eiweiß
1 Eigelb
1 Teelöffel Pulverkaffee, gelöst in 1 Eßlöffel heißem Wasser
1/2 Teelöffel Vanille-Essenz
10 Gramm Butter
5 Gramm Diabetikerzucker

Die Schokolade in Stücke brechen und bei geringer Wärmezufuhr in einem Topf oder auf dem Wasserbad auflösen. Nicht kochen lassen! Nun die Butter darin verrühren, bis sie geschmolzen ist, das Eigelb sorgfältig darunterrühren. Den Pulverkaffee und die Vanille-Essenz mit der Creme mischen und alles vom Feuer nehmen. Das Eiweiß mit dem Diabetikerzucker zu Schnee schlagen, ein Drittel davon unter die Creme rühren, damit sie geschmeidiger wird, und den Rest unterheben. Die Mousse zugedeckt in den Kühlschrank. Sie muß sechs bis acht Stunden durchkühlen und ist im Kühlschrank dann eine Woche haltbar. Pro Portion: 1/2 Broteinheit.

Blaubeer-Kaltschale
für 6 Personen
375 Gramm Blaubeeren
1 ungespritzte Zitrone
1 Zimtstange
3/8 Liter Wasser
1 1/2 Teelöffel Süßstoff
20 Gramm Speisestärke
1/4 Liter Rotwein
500 Gramm saure Äpfel
etwas Zitronensaft
Die Blaubeeren reinigen. Zitrone dünn schälen und auspressen. 250 Gramm Blaubeeren und 3/8 Liter Wasser, Süßstoff, Zimtstange sowie Saft und Schale von einer Zitrone eine knappe viertel Stunde kochen, durch einen Sieb streichen und erneut zum Kochen bringen. Die Stärke mit dem Rotwein verrühren und die Blaubeersuppe damit binden. Die restlichen Blaubeeren zugedeckt kühl stellen. Äpfel schälen, vierteln und Kerngehäuse entfernen, in Spalten schneiden und in wenig Wasser mit Zitronensaft kurz kochen, aber nicht zu weich werden lassen. Apfelspalten mit den restlichen Blaubeeren erst kurz vor dem Servieren in die eiskalte Blaubeersuppe geben.
Pro Portion: 2 Broteinheiten.

Gesunde warme Mahlzeiten — nicht nur für Diabetiker

Gesunde, ausgewogene Vollwertkost, die das Körpergewicht normalisiert und vor ernährungsbedingten Zivilisationskrankheiten schützt, ist nicht nur ideal für den Diabetiker, sondern für die ganze Familie. Die nun folgenden Rezepte für warme Mahlzeiten sollen es überflüssig machen, daß für den Diabetiker speziell gekocht werden muß.

Fondue Bacchus
für vier Personen
300 Gramm Schweinelende
300 Gramm magerer Schweinenacken
300 Gramm Schnitzelfleisch aus der Keule
1 Liter Weißwein, trocken
jeweils 10 Koriander-, Pfeffer- und Pimentkörner
1 Teelöffel Selleriesalz
etwas Knoblauchpulver
500 Gramm Stangenbrot aus Vollkornmehl
Das Fleisch in 1/2 Zentimeter dicke Scheiben schneiden, aber nicht würfeln. Den Wein im Fonduetopf auf dem Herd zum Kochen bringen. Die Gewürzkörner leicht zerdrückt, in ein Leinentuch wickeln und in den Wein hängen. Aus Knoblauchpulver, Selleriesalz und Salz eine Mischung herstellen und darin die kurz gegarten Fleischstücke wenden. Die Brotscheiben mit frisch zubereiteter Knoblauchbutter bestreichen und mit geriebenem Parmesankäse überbacken. Als Saucen nur die auf den ersten Seiten des Rezeptteils beschriebenen Spezialtunken verwenden.
Pro mittlere Portion: ca. 3 bis 4 Broteinheiten.

Spinat-Kartoffelauflauf
für vier Personen
1 Pfund Blattspinat
50 Gramm Butter
1 kleine Zwiebel
1 Knoblauchzehe
Salz und Muskat
500 Gramm Kartoffeln
1 Becher Sahne-Dickmilch
4 Eier
200 Gramm gekochter Schinken
100 Gramm Schweizer Käse
Spinat waschen, Butter schmelzen, feingehackte Zwiebel und zerdrück-
te Knoblauchzehe dünsten, den tropfnassen Spinat daraufgeben, mit
Salz und Muskat abschmecken und den Topf von der Kochstelle nehmen. Kartoffeln gründlich reinigen und in der Schale garen. Dickmilch
mit Eiern verquirlen. Feuerfeste Form mit Spinat füllen, darauf gewür-
felten Schinken und in Scheiben geschnittene Kartoffeln schuppenför-
mig anordnen. Mit Eier-Sahne-Dickmilch übergießen, mit geriebenem
Käse überstreuen und im vorgeheizten Backofen bei 175 Grad eine gute
halbe Stunde garen.
Pro Portion: 2 Broteinheiten.

Matjes „Hausfrauen Art"
für eine Person
80 Gramm Matjesfilet
250 Gramm grüne Bohnen
100 Gramm Salzkartoffeln
80 Gramm Pampelmuse
10 Gramm Eischnee
Die Matjes anrichten, mit frischem Dill bestreuen. Die Kartoffeln in wenig
Salz kochen. Die Pampelmuse halbieren. Nun das Eiweiß mit etwas Diabetikersüße und Zitronensaftspritzern steif schlagen und mit der Spritztüte auf die Pampelmuse setzen. Die Nachspeise im vorgeheizten Ofen
bei Oberhitze kurz überbacken, bis die Schneehaube leicht gebräunt ist.
Pro Portion: 3 Broteinheiten.

Schinken-Omelett
für eine Person
250 Gramm Spargel
30 Gramm gekochten Schinken
1 bis 2 Eier
2 Eßlöffel Mineralwasser
je 10 Gramm Margarine und Knäckebrot
50 Gramm Weizenschrotbrot
10 Gramm Butter
50 Gramm Limburger Käse
250 Milliliter Buttermilch
100 Milliliter Fruchtnektar
1 Tasse Tee
Den Spargel reinigen, in Stücke schneiden und in wenig kochendem Wasser garen und anschließend sorgfältig abtropfen. Den Schinken würfeln, mit den verquirlten Eiern und etwas Mineralwasser mischen und daraus in einer Pfanne mit erhitztem Fett ein Omelett backen. Kurz vor dem Servieren den Spargel darauf verteilen.
Pro Portion: 4 Broteinheiten.

Wurstschnitzel au Chef
für eine Person
100 Gramm Lyoner Wurst
10 Gramm Mehl
10 Gramm Margarine
200 Gramm gekochte Pellkartoffeln
75 Milliliter entrahmte Milch
5 Gramm Butter
50 Gramm Kopfsalat
100 Gramm Salatgurken
100 Gramm Radieschen
50 Gramm grüne Paprikaschoten
1 Teelöffel fein gehackte Kräuter
1 Eßlöffel Zitronensaft
1 Eßlöffel Öl

Die Wurstscheibe mit etwas Mehl bestäuben und von beiden Seiten in heißem Fett bräunen (kalorienbewußte Diabetiker sparen sich den größten Teil des Fetts, indem sie eine beschichtete Pfanne benutzen). Die gepellten Kartoffeln durch ein Sieb geben und mit der warmen Milch und der Butter zu einem Kartoffelbrei verarbeiten. Zum Schluß den gemischten Salat zubereiten und mit einer Sauce aus den Kräutern, der Zitrone und dem Öl anmachen.
Pro Person: 4 Broteinheiten.

Hähnchen im Gemüsetopf
für eine Person
150 Gramm Hähnchenschenkel, die Knochen mitgerechnet
1 Teelöffel Zitronensaft
etwas Salz, Pfeffer und Knoblauch
200 Gramm Fleischtomaten
100 Gramm Fenchel
30 Gramm Zwiebel
3 schwarze Oliven
100 Gramm Pellkartoffeln
1 Teelöffel Zitronensaft
Den Hähnchenschenkel in eine Marinade aus Knoblauch, Zitronensaft, Salz und Pfeffer legen. Die Haut dabei mehrfach einritzen, damit die Marinade gut eindringen kann. Die Tomaten heiß abbrühen, häuten und vierteln Viertel den gereinigten Fenchel in Scheiben schneiden, die Zwiebel in Ringe teilen. Das Gemüse nun in den sorgfältig gewässerten Römertopf (Tontopf) legen, das Fleisch darauflegen, pikant abschmecken und eventuell mit etwas herbem Weißwein übergießen. Nun den Topf zugedeckt in den kalten Ofen schieben und eine knappe Stunde lang bei 200 Grad garen. Dann den Deckel entfernen, die Oliven und die Butterflöckchen hinzufügen und das Ganze bräunen lassen.
Pro Portion: 3 Broteinheiten.

Schweizer Wurstsalat
für eine Person
50 Gramm Lyoner Wurst
30 Gramm Gewürzgurke
50 Gramm Apfel
50 Gramm kalorienarmer Käse
20 Gramm Zwiebeln
etwas Essig, Salz und Pfeffer
Süßstoff
10 Gramm Öl
40 Gramm Weizenschrotbrot
5 Gramm Butter
Die festen Zutaten in gleichgroße Würfel schneiden und pikant mit einer Marinade aus Essig, Öl, Salz, Pfeffer und Süßstoff abschmecken. Möglichst gekühlt servieren.

Mahlzeitenpläne für verschiedene Kalorienzahlen

Beispiele für Speisepläne von 1000 kcal (4180 kJ)

1000 kcal entsprechen ca. 57 Gramm Eiweiß
ca. 39 Gramm Fett
ca. 100 Gramm Kohlenhydraten = ca. 8 BE

Mahlzeiten	Eiweiß	Fett	KH	Nährwert		Brot-
				alt	neu	ein-
	g	g	g	(kcal =)	kJ	heiten
1. Frühstück						
Kaffee oder Tee						
25 g = 1 BE Mischbrot	1	—	12	(62)	259	
5 g Butter *oder* Margarine	—	4	—	(39)	163	
oder andere Austauschfette						
2. Frühstück						
100 g Apfel *oder* anderes Obst						
nach Austauschtabelle	—	—	13	(55)	230	
Nachmittag wie 2. Frühstück	—	—	13	(55)	230	
Spätmahlzeit						
150 g Früchtemagerjoghurt						
ca. 20 g Frucht	5	—	7	(55)	243	
oder Apfel gedünstet						
oder 100 g Apfel *oder* anderes Obst						
nach Austauschtabelle	(—	—	13	(55)	230)	
Gesamtsumme	**6**	**4**	**45**	**(266)**	**1125**	**ca. 4 BE**

(1000 kcal =) 4180 kJ

Mahlzeiten		Eiweiß	Fett	KH	(1200 kcal =) 5020 kJ		Brot-
					Nährwert		
					alt	neu	ein-
		g	g	g	(kcal =)	kJ	heiten
Gleichbleibende Mahlzeiten		17	15	58	(475)	1987	
Mittagessen: **Kalbsleber, gebraten**							
100 g Kalbsleber		19	4	4	(139)	582	
10 g Öl		—	10	—	(93)	389	
150 g Kartoffeln gekocht		3	—	28	(130)	544	
oder Kartoffelpüree							
grüne Salate							
	Summe:	22	14	32	(362)	1515	ca. 2½ BE
Abendessen: **Hühnerbraten, kalt**							
100 g Hühnerbraten[1], kalt		21	6	—	(144)	602	
5 g Öl		—	5	—	(46)	192	
150 g Kartoffeln, gekocht als Salat		3	—	28	(130)	544	
mit Essig und							
5 g Öl		—	5	—	(46)	192	
grüne Salate							
	Summe:	24	16	28	(366)	1530	
	Gesamtsumme:	**63**	**45**	**118**	**(1203)**	**5032**	**ca. 10 BE**

Alle diese Mittag- und Abendessen der Nährwertstufe (1000 kcal =) 4180 kJ bis (1200 kcal =) 5020 kJ sind untereinander austauschbar.

Rohware: [1] 135 g Huhn

Beispiele für Speisepläne von 1200 kcal (5020 kJ)

1200 kcal entsprechen ca.   68 Gramm Eiweiß

              ca.   44 Gramm Fett

              ca. 117 Gramm Kohlenhydraten = ca. 10 BE

Mahlzeiten	Eiweiß g	Fett g	KH g	Nährwert alt (kcal=)	neu kJ	Brot-ein-heiten
1. Frühstück						
Kaffee oder Tee						
10 g Dosenmilch 10%	1	1	1	(18)	75	
25 g = 1 BE Mischbrot	1	—	12	(62)	259	
10 g Butter *oder* Wurst *oder* Käse						
nach Austauschtabelle	—	8	—	(78)	326	
50 g Quark mager	9	—	1	(44)	184	
2 Eßlöffel Trinkmilch 3,5%	1	1	1	(21)	88	
20 g Diabetikerkonfitüre	—	—	10	(44)	184	
oder	12	10	25	(267)	1117	
1/4 l Trinkmilch 3,5%	8	9	12	(165)	690	
25 g = 1 BE Mischbrot	1	—	12	(62)	259	
5 g Butter *oder* Margarine	—	4	—	(39)	163	
oder	9	13	24	(266)	1113	
1/4 l Milch 1,5%	9	4	12	(120)	502	
25 g = 1 BE Mischbrot	1	—	12	(62)	259	
10 g Butter	—	8	—	(78)	326	
2. Frühstück						
100 g Apfel *oder* nach Obst-Austauschtabelle						
roh *oder* als Kompott	—	—	13	(55)	230	
Nachmittag wie 2. Frühstück	—	—	13	(55)	230	
Spätmahlzeit						
150 g Joghurt 3,5%	5	5	7	(99)	414	
Gesamtsumme:	**17**	**15**	**58**	**(475)**	**1987**	**ca. 5 BE**

Mahlzeiten	Eiweiß	Fett	KH	(1200 kcal =) 5020 kJ		Brot-einheiten
				Nährwert alt (kcal =)	neu kJ	
	g	g	g			
Gleichbleibende Mahlzeiten	17	15	58	(475)	1987	
Mittagessen: **Rindfleischeintopf**						
150 g Rindfleisch (Kamm)[1] gekocht in	29	6	—	(202)	845	
100 g Kartoffeln und	2	—	19	(87)	364	
250 g Schnittbohnen[2]	5	1	15	(82)	343	
Summe:	36	7	34	(371)	1552	
Abendessen: **Kalbsgulasch**						
100 g Kalbfleisch (Bug)[3]	21	3	—	(118)	494	
Tomate, Zwiebel, Paprika						
10 g Öl	—	10	—	(92)	385	
100 g Kartoffeln, gekocht	2	—	19	(87)	364	
200 g Kohlrabi[4]	4	—	9	(52)	218	
oder Gemüse-Austauschtabelle						
Summe:	27	13	28	(349)	1461	
Gesamtsumme:	**80**	**35**	**120**	**(1195)**	**5008**	**ca. 10 BE**

Alle diese Mittag- und Abendessen der Nährwertstufe (1000 kcal =) 4180 kJ bis (1200 kcal =) 5020 kJ sind untereinander austauschbar.

Rohware: [1] 185 g Rindfleisch (Kamm)
[2] 270 g Schnittbohnen
[3] 130 g Kalbfleisch (Bug, Schulter)
[4] 300 g Kohlrabi

Beispiele für Speisepläne von 1500 kcal (6280 kJ)

1500 kcal entsprechen ca. 75 Gramm Eiweiß
ca. 56 Gramm Fett
ca. 138 Gramm Kohlenhydraten = ca. 12 BE

Mahlzeiten	Eiweiß g	Fett g	KH g	Nährwert alt (kcal =)	neu kJ	Brot-ein-heiten
				(1500 kcal =) 6280 kJ		
1. Frühstück						
Kaffee oder Tee						
50 g = 2 BE Mischbrot	3	—	25	(125)	523	
10 g Butter *oder* Margarine *oder* 15 g Leber-	—	8	—	(78)	326	
wurst *oder* Wurst-Austauschtabelle *oder*						
35 g Edamer 40% i. Tr. *oder* Käse-						
Austauschtabelle						
1 Ei *oder* (1/4 l Magermilch)	7(9)	6(—)	—(12)	(87)	364	
10 g Diabetikerkonfitüre	—	—	5	(24)	100	
2. Frühstück						
100 g Apfel *oder* nach Obst-Austauschtabelle						
roh *oder* als Kompott	—	—	13	(55)	230	
Nachmittag						
Tee oder Kaffee						
25 g = 1 BE Mischbrot	1	—	12	(62)	259	
10 g Butter *oder* Margarine *oder* Wurst	—	8	—	(78)	326	
oder Käse wie 1. Frühstück						
Spätmahlzeit						
150 g Apfel *oder* nach Obst-Austauschtabelle	—	—	19	(79)	331	
roh *oder* gekocht *oder* 150 g Joghurt						
1,5% mit Dünstobst	5	2	7	(79)		
Gesamtsumme:	**11**	**22**	**74**	**(588)**	**2460**	**ca. 6 BE**

Mahlzeiten	Eiweiß	Fett	KH	(1500 kcal =) 6280 kJ		Brot-
				Nährwert		ein-
				alt	neu	
	g	g	g	(kcal =)	kJ	heiten
Gleichbleibende Mahlzeiten	11	22	74	(588)	2460	
Mittagessen: **Kalbsroulade**						
150 g Kalbsroulade	31	2	—	(162)	678	
Schnitzel						
10 g Öl	—	10	—	(93)	389	
Zwiebeln, Gurke, Paprika, Tomate						
150 g Kartoffeln, gekocht	3	—	28	(130)	544	
200 g Blumenkohl[1]	5	—	8	(56)	234	
Summe:	39	12	36	(441)	1845	
Abendessen: **Kalbssülze**						
125 g Kalbssülze[2]	25	5	—	(150)	628	
75 g = 3 BE Mischbrot	4	—	37	(187)	782	
15 g Butter *oder* Margarine	—	12	—	(116)	485	
Tomate, Gurke, grüne Salate						
Summe:	29	17	37	(453)	1895	
Gesamtsumme:	**79**	**51**	**147**	**(1482)**	**6200**	**ca.**
						12 BE

Rohware: [1] 320 g Blumenkohl
        [2] Kalbssülze 200 g-Dosen

Mahlzeiten	Eiweiß	Fett	KH	**(1500 kcal =) 6280 kJ** Nährwert alt (kcal =)	neu kJ	Brot-ein-heiten
	g	g	g			
Gleichbleibende Mahlzeiten	11	22	74	(588)	2460	
Mittagessen: **Königsberger Klops**						
100 g mageres gehacktes Kalbfleisch (Brust)	19	6	—	(142)	594	
1 Ei	7	6	—	(87)	364	
5 g Paniermehl	—	—	3	(14)	59	
Soße:						
10 g Butter *oder* Margarine	—	8	—	(78)	326	
3 g Mehl	—	—	2	(10)	42	
150 g Kartoffeln, gekocht, grüne Salate	3	—	28	(130)	544	
Summe:	29	20	33	(461)	1929	
Abendessen: **Aufschnitt**						
60 g geräuchertes, mageres Rindfleisch	11	8	—	(128)	536	
30 g Leberwurst	4	12	—	(80)	335	
10 g Butter	—	8	—	(78)	326	
75 g = 3 BE Mischbrot	4	—	37	(187)	782	
Summe:	19	28	37	(473)	1979	
Gesamtsumme:	**59**	**70**	**144**	**(1522)**	**6368**	**ca. 12 BE**

Beispiele für Speisepläne von 2000 kcal (8370 kJ)

2000 kcal entsprechen ca. 90 Gramm Eiweiß
  ca. 76 Gramm Fett
  ca. 194 Gramm Kohlenhydraten = ca. 17 BE

| Mahlzeiten | Eiweiß | Fett | KH | (2000 kcal =) 8370 kJ | | Brot-ein-heiten |
| | | | | Nährwert alt (kcal =) | neu kJ | |
	g	g	g			
1. Frühstück						
Kaffee oder Tee						
50 g = 2 BE Mischbrot	3	—	25	(125)	523	
15 g Butter *oder* Margarine *oder* 25 g Leber-wurst *oder* Wurst-Austauschtabelle *oder* 50 g Edamer Käse 40% i. Tr. *oder*						
Käse-Austauschtabelle	—	12	—	(116)	485	
20 g Diabetikerkonfitüre	—	—	10	(48)	201	
1 Ei	7	6	—	(87)	364	
oder 1/4 l Magermilch	(9	—	12	(88)	368)	
2. Frühstück						
25 g = 1 BE Mischbrot	1	—	12	(62)	259	
10 g Butter *oder* Margarine *oder* 15 g Leber-wurst *oder* Wurst-Austauschtabelle *oder* 35 g Edamer Käse 40% i. Tr. *oder*						
Käse-Austauschtabelle	—	8	—	(78)	326	
100 g Apfel *oder* nach Obst-Austauschtabelle roh *oder* als Kompott	—	—	13	(55)	230	
Nachmittag						
50 g = 2 BE Mischbrot	3	—	25	(125)	523	
10 g Butter *oder* Margarine *oder* Wurst *oder* Käse wie 1. Frühstück	—	8	—	(78)	326	
100 g Obst wie 2. Frühstück	—	—	13	(55)	230	
Spätmahlzeit						
100 g Apfel *oder* Obstaustausch	—	—	13	(55)	230	
oder 150 g Magerfrüchtejoghurt	(5	—	7	(51)	213)	
oder 60 g Magerquark mit 10 g Trink-milch mit oder ohne Dünstobst	(10	—	—	(58)	243)	
Gesamtsumme:	**14**	**34**	**111**	**(884)**	**3697**	**ca. 9 BE**

| Mahlzeiten | Eiweiß | Fett | KH | (2000 kcal =) 8370 kJ | | Brot-einheiten |
| | | | | Nährwert alt (kcal=) | neu kJ | |
	g	g	g			
Gleichbleibende Mahlzeiten	14	34	111	(884)	3697	
Mittagessen: Gemüse-Eintopf						
150 g Rindfleisch, mager (Kamm)[1]	29	9	—	(216)	904	
Blumenkohl, Kohlrabi, Lauch, Sellerie, Wirsing	12	—	13	(137)	573	
200 g Kartoffeln, gekocht	4	—	38	(174)	728	
Summe:	45	9	51	(527)	2205	
Abendessen: Fleischkäse						
40 g Fleischkäse	5	9	—	(108)	452	
40 g Edamer Käse 40% i. Tr.	10	9	1	(136)	569	
75 g = 3 BE Mischbrot	4	—	37	(187)	782	
10 g Butter *oder* Margarine, grüne Salate	—	8	—	(78)	326	
Summe:	19	26	38	(509)	2129	
Gesamtsumme:	**78**	**69**	**200**	**(1920)**	**8031**	**ca. 17 BE**

Rohware: [1] 200 g Rindfleisch (Kamm)

Mahlzeiten	Eiweiß	Fett	KH	(2000 kcal =) 8370 kJ Nährwert alt (kcal =)	neu kJ	Brot- ein- heiten
	g	g	g			
Gleichbleibende Mahlzeiten	14	34	111	(884)	3697	

Mittagessen: **Gefüllte Tomaten (Bratofen)**

2—3 Tomaten						
150 g Rindfleisch (Keule)[1]	31	11	—	(238)	999	
1 Ei	7	6	—	(87)	364	
10 g Öl	—	10	—	(93)	389	
200 g Kartoffeln, gekocht	4	—	38	(174)	728	
Summe:	42	27	38	(592)	2477	

Abendessen: **Marinierter Hering**

150 g Hering, mariniert, Bismarckhering	27	21	—	(321)	1343	
50 g Joghurt 3,5%	2	2	2	(35)	146	
75 g = 3 BE Mischbrot, Gurke, Tomate	4	—	37	(187)	782	
Summe:	33	23	39	(543)	2271	
Gesamtsumme:	**89**	**84**	**188**	**(2019)**	**8445**	**ca. 16 BE**

Rohware: [1] 180 g Rindfleisch (Keule)

Mahlzeiten	(2000 kcal =) 8370 kJ bis (2100 kcal =) 8786 kJ					
	Eiweiß	Fett	KH	Nährwert alt	neu	Brot- ein-
	g	g	g	(kcal =)	kJ	heiten
Gleichbleibende Mahlzeiten	14	34	111	(884)	3697	
Mittagessen: **Paprika, gefüllt**						
1 Paprikaschote						
150 g Kalbfleisch[1]	31	7	—	(210)	879	
Zwiebel, Tomate, Gewürze						
1 Ei	7	6	—	(87)	364	
10 g Öl	—	10	—	(93)	389	
200 g Kartoffeln, gekocht	4	—	38	(174)	728	
Summe:	42	23	38	(564)	2360	
Abendessen: **Quark mit Pellkartoffeln**						
50 g Quark, mager	26	1	3	(132)	552	
100 g Trinkmilch 3,5%	3	3	5	(66)	276	
200 g Kartoffeln, gekocht	4	—	38	(174)	728	
20 g Butter *oder* Margarine, grüne Salate	—	17	—	(156)	653	
Summe:	33	21	46	(528)	2209	
Gesamtsumme:	**89**	**78**	**195**	**(1976)**	**8102**	**ca. 16 BE**

Rohware: [1] 150 g Kalbfleisch

Beispiele für Speisepläne von 2100 kcal (8786 kJ)

2100 kcal entsprechen ca.   92 Gramm Eiweiß
ca.   80 Gramm Fett
ca. 200 Gramm Kohlenhydraten = ca. 17 BE

Mahlzeiten	Eiweiß	Fett	KH	(2100 kcal =) 8786 kJ Nährwert alt (kcal =)	neu kJ	Brot-ein-heiten
	g	g	g			
1. Frühstück						
Kaffee oder Tee						
50 g = 2 BE Mischbrot	3	—	25	(125)	523	
15 g Butter oder Margarine oder 25 g Leber-						
wurst oder Wurst-Austauschtabelle oder						
50 g Edamer Käse 40% i. Tr. oder						
Käse-Austauschtabelle	—	12	—	(116)	485	
20 g Diabetikerkonfitüre	—	—	10	(48)	201	
1 Ei	7	6	—	(87)	364	
oder 1/4 l Magermilch	(9	—	12	(88)	368)	
2. Frühstück						
50 g = 2 BE Mischbrot	3	—	25	(125)	523	
10 g Butter oder Margarine oder Wurst oder						
Käse-Austauschtabelle	—	8	—	(78)	326	
100 g Apfel oder nach Obst-Austauschtabelle	—	—	13	(55)	230	
roh oder als Kompott						
Nachmittag						
50 g = 2 BE Mischbrot	3	—	25	(125)	523	
15 g Butter oder Margarine oder Wurst						
oder Käse wie 1. Frühstück	—	12	—	(116)	485	
100 g Obst wie 2. Frühstück	—	—	13	(55)	230	
Spätmahlzeit						
100 g Apfel oder Obst-Austauschtabelle	—	—	13	(55)	230	
oder 150 g Früchtemagerjoghurt	(5	—	7	(51)	213)	
oder 60 g Magerquark mit 10 g Trink-						
milch mit oder ohne Dünstobst	(10	—	1	(58)	243)	
Gesamtsumme:	**16**	**38**	**124**	**(985)**	**4120**	**ca.** **10 BE**

Beispiele für Speisepläne von 2500 kcal (10460 kJ)

1000 kcal entsprechen ca. 108 Gramm Eiweiß
ca. 99 Gramm Fett
ca. 244 Gramm Kohlenhydraten = ca. 21 BE

Mahlzeiten	Eiweiß g	Fett g	KH g	Nährwert alt (kcal =)	neu kJ	Brot-ein-heiten
(2500 kcal =) 10460 kJ						
1. Frühstück: Kaffee oder Tee						
75 g = 3 BE Mischbrot	4	—	37	(187)	782	
20 g Butter *oder* Margarine *oder* 35 g Leber-						
wurst *oder* Wurst-Austauschtabelle *oder*						
65 g Edamer Käse 40% i. Tr. *oder*						
Käse-Austauschtabelle	—	16	—	(156)	653	
1 Ei	7	6	—	(87)	364	
oder 1/4 l Magermilch	(9	—	12	(88)	368)	
20 g Diabetikerkonfitüre	—	—	10	(48)	201	
2. Frühstück: 50 g = 2 BE Mischbrot	3	—	25	(125)	523	
15 g Butter *oder* Margarine *oder* 25 g Leber-						
wurst *oder* Wurst-Austauschtabelle *oder*						
50 g Edamer Käse 40% i. Tr. *oder*						
Käse-Austauschtabelle	—	12	—	(116)	485	
150 g Apfel *oder* nach Obst-Austauschtabelle						
roh oder als Kompott	—	—	19	(79)	331	
Nachmittag: 50 g = 2 BE Mischbrot	3	—	25	(125)	523	
10 g Butter *oder* Margarine *oder* 15 g Leber-						
wurst *oder* Wurst-Austauschtabelle *oder*						
35 g Edamer Käse 40% i. Tr. *oder*						
Käse-Austauschtabelle	—	8	—	(78)	326	
Spätmahlzeit: 25 g = 1 BE Mischbrot	1	—	12	(62)	259	
10 g Butter	—	8	—	(78)	326	
100 g Apfel	—	—	13	(55)	230	
oder 25 g = 1 BE Mischbrot	(1	—	12	(62)	259)	
50 g Quark 20%	(6	1	3	(62)	259)	
50 g Dünstobst mit Süßstoff	(—	—	13	(55)	230)	
Gesamtsumme:	**18**	**50**	**141**	**(1196)**	**5003**	**ca. 12 BE**

Mahlzeiten	Eiweiß	Fett	KH	Nährwert alt	neu	Brot-einheiten
	g	g	g	(kcal=)	kJ	heiten
Gleichbleibende Mahlzeiten	18	50	141	(1196)	5003	
Mittagessen: **Schweinenieren, gedämpft**						
200 g Schweinenieren[1], gedämpft	33	10	2	(250)	1046	
20 g Margarine	—	16	—	(152)	636	
5 g Mehl	—	—	4	(18)	75	
200 g Kartoffeln, gekocht	4	—	37	(174)	728	
200 g Lauchgemüse[2] *oder*						
Gemüse-Austauschtabelle	4	—	13	(76)	318	
Summe:	41	26	56	(670)	2803	
Abendessen: **Fleischspießchen**						
150 g Rindfleisch (Keule)[3]	31	11	—	(238)	996	
100 g Rinderleber	20	3	6	(141)	590	
als Fleischstücke am Spieß mit						
Zwiebeln, Tomaten, Paprika						
10 g Öl	—	10	—	(93)	389	
50 g Reis	3	3	40	(184)	770	
grüne Salate						
Summe:	54	27	46	(656)	2745	
Gesamtsumme:	**113**	**103**	**243**	**(2522)**	**10551**	ca.
						20 BE

(2500 kcal =) 10460 kJ

Rohware: [1] 230 g Schweinenieren
[2] 350 g Lauch
[3] 180 g Rindfleisch (Keule)

Mahlzeiten	Eiweiß	Fett	KH	Nährwert alt (kcal=)	neu kJ	Brot- ein- heiten
	g	g	g			
				(2500 kcal =) 10460 kJ		
Gleichbleibende Mahlzeiten	18	50	141	(1196)	5003	
Mittagessen: **Truthahn**						
	41	7	—	(248)	1038	
	—	16	—	(152)	636	
	4	—	37	(174)	728	
	4	—	6	(40)	167	
	49	23	43	(614)	2569	
Abendessen: **Rindertartar**						
	31	11	—	(238)	996	
	7	6	—	(87)	364	
	—	5	—	(46)	192	
	6	1	50	(250)	1046	
	44	23	50	(621)	2598	
	111	**96**	**234**	**(2431)**	**10170ca.**	**19½ BE**

Rohware: [1] 250 g Truthahn (Keule)
         [2] 270 g Spargel
         [3] 180 g Rindfleisch (Keule)

Ernährungstabellen

Fett- und zuckerreiche Lebensmittel sind für den Diabetiker ungeeignet. Die wichtigsten Nahrungsmittel, ihre Eignung oder auch ihre Nicht-Eignung, sind aus den nachfolgenden Tafeln mit einem Blick erkennbar. Zusätzlich wird auf die Eignung bei Übergewicht, eines der großen Probleme beim Diabetes hingewiesen.

Fleisch

Nahrungsmittel 100 g eßbarer Anteil	Zeichenerklärung:	+ + = sehr gut geeignet + = geeignet — = nicht gut geeignet — — = schlecht V = verboten □ = keine Berechnung bei Diabeteskost ○ = unwesentliche Mengen				
	Eignung bei		1 Broteinheit (12 g Kohlenhydrate) entsprechen g	100 kcal entsprechen g	Eiweiß g	Kohlen-hydrate g
	Diabetes	Übergewicht				
Ente	—	—	□	40	18	○
Gans	— —	— —	□	28	16	○
Huhn, Brust	+ +	+ +	□	100	23	○
Huhn, Keule	+ +	+ +	□	85	21	○
Huhn, gegart	+ +	+ +	□	70	25	○
Putenfleisch	+ +	+ +	□	33	20	○
Eisbein	—	—	□	50	12	○
Filet	+ +	+ +	□	60	19	○
Kotelett	+	—	□	30	15	○
Lachsschinken	+	+	□	70	18	○
Räucherschinken, roh	—	— —	□	25	18	○
Schinken, gekocht	+	—	□	35	20	○
Schweinefleisch, gegart	+	+	□	50	25	○
Filet	+ +	+ +	□	80	19	○
Keule	+	+ +	□	50	19	○
Roastbeef	+ +	+ +	□	40	16	○
Rindfleisch, gegart	+	+ +	□	45	21	○
Bries	+ +	+ +	□	100	18	0,5
Filet	+ +	+ +	□	100	21	○
Leber	+	+ +	□	70	22	3
Schulter	+	+ +	□	70	21	○
Kalbfleisch, gegart	+	+ +	□	75	25	○
Keule	+	—	□	40	18	○
Kotelett	+	—	□	28	15	○
Lende	+	+	□	50	19	○
Hase	+	+ +	□	80	22	○
Hirschfleisch	+	+ +	□	80	21	○
Rehfleisch	+	+ +	□	100	21	○

Fisch

Nahrungsmittel 100 g eßbarer Anteil	Zeichenerklärung: + + = sehr gut geeignet				
	+ = geeignet				
	− = nicht gut geeignet				
	−− = schlecht				
	V = verboten				
	□ = keine Berechnung bei Diabeteskost				
	○ = unwesentliche Mengen				

	Eignung bei		1 Broteinheit (12 g Kohlenhydrate) entsprechen g	100 kcal entsprechen g	Eiweiß g	Kohlenhydrate g
	Diabetes	Übergewicht				
Aal, frisch	−	−−	□	33	18	○
Aal, geräuchert	−	−−	□	30	19	○
Brathering	+	+	□	43	17	4
Bückling	+	+	□	44	22	1
Dorschfilet	+ +	+ +	□	142	18	1
Felchen	+ +	+ +	□	95	18	○
Fischstäbchen	−	−	100	70	9	13
Forelle	+ +	+ +	□	195	10	○
Forellenfilet, geräuchert	+ +	+ +	□	60	10	○
Hecht	+ +	+ +	□	120	18	○
Heilbutt, geräuchert	+	+	□	42	17	○
Hering	+	+	□	58	13	1
Kabeljaufilet	+ +	+ +	□	123	17	○
Karpfen	+ +	+ +	□	119	10	0,5
Lachs, geräuchert	+	+	□	55	20	○
Makrele, geräuchert	+	−	□	42	21	○
Makrelenfilet	+	−	□	52	19	○
Rollmops	+	+	□	45	15	1
Rotbarschfilet	+ +	+ +	□	90	19	○
Sardinen in Öl	−	−	□	42	24	1
Schellfisch	+ +	+ +	□	222	10	○
Schellfischfilet	+ +	+ +	□	125	18	○
Schollenfilet	+ +	+ +	□	119	18	○
Seelachs in Öl	+	−	□	62	19	○
Seelachsfilet	+ +	+ +	□	115	18	1
Seezunge	+ +	+ +	□	111	17	○
Thunfisch in Öl	−	−	□	42	21	○
Tintenfisch	+ +	+ +	□	147	15	○
Zanderfilet	+ +	+ +	□	106	19	0,5

Käse

Nahrungsmittel 100 g eßbarer Anteil	Zeichenerklärung: + + = sehr gut geeignet + = geeignet — = nicht gut geeignet —— = schlecht V = verboten □ = keine Berechnung bei Diabeteskost ○ = unwesentliche Mengen					
	Eignung bei		1 Broteinheit (12 g Kohlenhydrate) entsprechen g	100 kcal entsprechen g	Eiweiß g	Kohlenhydrate g
	Diabetes	Übergewicht				
Allgäuer Emmentaler	+	—	□	25	27	3
Briekäse 50% Fett i. Tr.	+	—	□	28	23	3
Butterkäse 50% Fett i. Tr.	+	—	□	30	20	1
Camembert 30% Fett i. Tr.	+ +	+ +	□	45	22	2
Camembert 50% Fett i. Tr.	+	—	□	30	18	2
Chesterkäse 50% Fett i. Tr.	+	—	□	24	26	2
Doppelrahm-Frischkäse	+	—	□	32	15	2
Edamer 45% Fett i. Tr.	—	——	□	26	25	4
Edelpilzkäse 50% Fett i. Tr.	—	——	□	25	23	1
Emmentaler 45% Fett i. Tr.	—	——	□	25	27	5
Gorgonzola 45% Fett i. Tr.	—	—	□	27	24	2
Gouda 45% Fett i. Tr.	—	——	240	25	26	5
Harzer Käse 10% Fett i. Tr.	+	+ +	□	70	29	1
Hüttenkäse	+ +	+ +	240	98	19	5
Kochkäse 10% Fett i. Tr.	+ +	+ +	□	70	29	1
Limburger 20% Fett i. Tr.	+	+	□	55	26	1
Limburger gleich mit Münsterkäse 40% Fett i. Tr.	+	—	□	34	22	2
Parmesankäse	+	—	340	25	36	3,5
Romadur 20% Fett i. Tr.	+	+	□	52	24	1
Roquefort	+	+	□	25	23	2
Schichtkäse	+ +	+ +	□	125	14	4
Schmelzkäse 20% Fett i. Tr.	+	+	□	51	17	9
Schmelzkäse 30% Fett i. Tr.	+	+	□	46	15	8
Schmelzkäse 45% Fett i. Tr.	—	—	□	33	14	6
Schmelzkäse 60% Fett i. Tr.	—	——	□	28	15	2
Schnittkäse 20% Fett i. Tr.	+	+	□	80	30	3
Tilsiter 30% Fett i. Tr.	+	—	400	33	29	3
Tilsiter 45% Fett i. Tr.	—	——	300	26	25	4
Weichkäse 20% Fett i. Tr.	+ +	+ +	□	70	30	3

Backwaren

Nahrungsmittel 100 g eßbarer Anteil	Zeichenerklärung: + + = sehr gut geeignet + = geeignet — = nicht gut geeignet —— = schlecht V = verboten □ = keine Berechnung bei Diabeteskost O = unwesentliche Mengen					
	Eignung bei		1 Broteinheit (12 g Kohlenhydrate) entsprechen g	100 kcal entsprechen g	Eiweiß g	Kohlen- hydrate g
	Diabetes	Übergewicht				
Apfelkuchen (Hefeteig)	V	+	33	40	7	40
Apfelkuchen (Rührteig)	V	—	32	22	10	43
Baisers	V	——	15	24	8	92
Brötchen	—	+	21	36	7	58
Butterkeks	V	—	16	22	15	70
Grahambrot	+ +	+ +	26	40	8	48
Graubrot	+	+	25	40	6	51
Hefeteig, gebacken	V	—	27	32	7	45
Honigkuchen	V	——	16	29	6	76
Knäckebrot	+	+	16	27	10	77
Landbrot	+	+	25	40	6	51
Laugenbrezeln	—	—	16	28	10	75
Lebkuchen	V	—	15	25	9	80
Leinsamenbrot	+ +	+ +	26	36	8	48
Löffelbiskuit	V	—	21	38	7	55
Makronen	V	—	22	21	11	53
Obstkuchen	+	+	24	22	6	50
Pfeffernüsse	V	—	14	26	7	85
Pumpernickel	+	+ +	21	40	7	49
Roggenmischbrot	+	+	24	41	6	50
Roggen-Vollkornbrot	+ +	+ +	26	45	7	46
Sachertorte	V	——	15	23	9	80
Schillerlocken	+	—	□	31	21	O
Spekulatius	V	—	16	20	9	73
Toastbrot	—	+	20	38,5	8	50
Vollkornbrot	+ +	+ +	26	45	8	46
Weißbrot gleich mit Weizenbrot	——	—	24	42	8	50
Weizen-Vollkornbrot	+	+ +	26	45	8	47
Zwieback	—	+	16	25	11	71

Getränke

Nahrungsmittel 100 g eßbarer Anteil	Zeichenerklärung: + + = sehr gut geeignet + = geeignet — = nicht gut geeignet — — = schlecht V = verboten ☐ = keine Berechnung bei Diabeteskost ○ = unwesentliche Mengen					
	Eignung bei		1 Broteinheit (12 g Kohlenhydrate) entsprechen g	100 kcal entsprechen g	Eiweiß g	Kohlen- hydrate g
	Diabetes	Übergewicht				
Altbier	V	—	240	190	1	5
Apfelsaft	+	+	120	210	0,5	10
Apfelsinensaft, natur	+	+	120	210	1	10
Apfelwein	—	+ +	☐	250	0,5	0,1
Bier, hell	V	+	300	210	1	4
Buttermilch	+ +	+ +	300	300	3	4
Colagetränk	V	—	130	230	○	11
Dessertwein	V	—	120	63	○	9
Grapefruitsaft	+ +	+ +	130	360	1	9
Johannisbeersaft, rot	+	+	100	200	○	12
Kaffee, schwarz	+ +	+ +	☐	0	○	○
Karottensaft	+ +	+ +	200	370	1	6
Kirschwasser	—	—	☐	33	○	○
Limonade	V	—	☐	210	○	12
Magermilch	+ +	+ +	240	300	4	5
Malzbier	V	—	120	180	1	9
Milch, 1,5% Fett	+ +	+ +	240	200	3	5
Milch, 3,5% Fett	+ +	+ +	240	155	3	5
Mineralwasser	+ +	+ +	☐	☐	○	○
Obstwein	V	+ +	13	63	○	9
Orangensaft	+	+	120	215	1	10
Sekt (deutsch)	V	+	300	130	○	4
Tee	+ +	+ +	☐	○	○	○
Tomatensaft	+ +	+ +	300	455	1	4
Tonic-water	+	+ +	○	285	○	○
Traubensaft	V	+	66	135	○	18
Weinbrand	V	—	☐	42	○	○
Weißwein, trocken	+	—	☐	145	○	2
Whisky	— —	—	☐	40	○	○

Austauschtabelle

Damit der Diabetiker seine Kost möglichst vielseitig gestalten kann, wurden Tabellen erstellt, aus denen hervorgeht, welche Nahrungsmittel untereinander austauschbar sind. Nahrungsmittel mit gleichem Gehalt an Kohlenhydraten, Fett oder Eiweiß lassen sich gegeneinander tauschen. Besonders ist dabei zu beachten, daß der Gehalt an Kohlenhydraten durch den Austausch innerhalb der einzelnen Mahlzeiten gleich bleibt.

	Eiweiß	Fett	Kohlen-hydrate	Brot-einheit (BE)	Kalorien	Joule
Brot, Mehl, Gebäck, Nährmittel						
21 g Brötchen (ca. ½ Stück)	1 g	—	12 g	1	54	226
16 g Knäckebrot						
(ca. 2 dünne Scheiben)	2 g	—	13 g	1	61	255
25 g Grahambrot						
(Weizenschrotbrot)	2 g	—	12 g	1	60	251
26 g Roggenvollkornbrot	2 g	—	12 g	1	55	230
24 g Weiß- oder Toastbrot						
(ca. 1 Scheibe)	2 g	—	12 g	1	62	259
14 g Cornflakes	1 g	—	13 g	1	59	247
18 g Haferflocken	3 g	1 g	12 g	1	72	301
16 g Weizenmehl Type 405	2 g	—	12 g	1	56	234
16 g Salzstangen	2 g	—	12 g	1	54	226
17 g Zwieback	2 g	1 g	13 g	1	65	272
15 g Reis	1 g	—	11 g	1	53	221
Fleisch						
30 g roher magerer Schinken						
(ca. 1 Scheibe)	5 g	9 g	—	—	102	427
30 g magerer gekochter Schinken						
(ca. 1 Scheibe)	6 g	6 g	—	—	79	331
30 g Lachsschinken						
(ca. 3 kleine Scheiben)	5 g	1 g	—	—	42	176
30 g Leberwurst, mager	5 g	6 g	—	—	80	335
30 g Mortadella (ca. 1 Scheibe)	4 g	10 g	—	—	110	461
50 g deutsches Corned beef						
(ca. 1 Scheibe)	11 g	3 g	—	—	76	318
150 g Hammelschnitzel						
(1 Portion)	28 g	9 g	—	—	196	819
150 g Kalbsschulter (1 Portion)	31 g	4 g	—	—	162	677
150 g Kalbskeule (1 Portion)	31 g	2 g	—	—	145	606
150 g Kalbsschnitzel (1 Portion)	31 g	3 g	—	—	149	623
100 g Tatar, reines Muskelfleisch						
(1 Portion)	21 g	4 g	—	—	133	556
150 g Rindfleischschulter						
(1 Portion)	31 g	9 g	—	—	209	873
150 g Rindfleischfilet (1 Portion)	29 g	7 g	—	—	174	728
150 g Roastbeef (1 Portion)	31 g	15 g	—	—	261	1090
125 g Rinderleber (1 Portion)	25 g	5 g	7 g	ca. ½	171	715
150 g Schweinefilet (1 Portion)	28 g	15 g	—	—	244	1020
150 g Schweineschnitzel						
(1 Portion)	31 g	12 g	—	—	234	978
150 g Schweineherz (1 Portion)	25 g	7 g	—	—	168	702
150 g Kaninchenfleisch (1 Portion)	31 g	11 g	—	—	231	966

	Eiweiß	Fett	Kohlen-hydrate	Brot-einheit (BE)	Kalorien	Joule
Fleisch						
150 g Brathuhn (1 Portion)	31 g	8 g	—	—	200	836
125 g Hühnerbrust (1 Portion)	29 g	1 g	—	—	124	518
150 g Truthahnschnitzel (1 Portion)	30 g	1 g	—	—	178	744
150 g Hase (1 Portion)	32 g	5 g	—	—	169	707
150 g Rehkeule (1 Portion)	32 g	2 g	—	—	145	606
Fische						
200 g Forelle (1 Portion)	39 g	5 g	—	—	204	853
200 g Heilbutt (1 Portion)	40 g	5 g	—	—	202	845
200 g Kabeljau (1 Portion)	38 g	1 g	—	—	142	593
200 g Schellfisch (1 Portion)	36 g	—	—	—	144	602
200 g Scholle (1 Portion)	34 g	2 g	—	—	152	635
200 g Seelachs geräuchert (1 Portion)	46 g	2 g	—	—	196	819
200 g Seezunge (1 Portion)	35 g	3 g	—	—	166	694
100 g Speisekrabben (Garnelen)	17 g	1 g	—	—	80	334
Kartoffeln						
65 g Kartoffeln	1 g	—	11 g	1	47	196

Gemüse ohne Anrechnung erlaubt
Blumenkohl, roh
Champignons in Dosen
Endiviensalat, roh
Gurke, roh
Kohlrabi, roh
Tomaten, roh

Gemüse bis 200 g am Tag ohne Anrechnung erlaubt
Auberginen, roh
grüne Bohnen, roh
Lauch (Porree), Knolle, roh
Paprikafrüchte, roh (grün-gelb)

Gemüse über 100 g am Tag: Anrechnung notwendig

	Eiweiß	Fett	Kohlenhydrate	BE	Kalorien	Joule
100 g grüne Erbsen, roh	6 g	—	12 g	1	79	330
130 g Fenchelkraut, roh	3 g	—	12 g	1	64	268
150 g Karotten (Möhren), roh	2 g	—	13 g	1	62	259
180 g Rosenkohl, roh	9 g	1 g	12 g	1	94	393
150 g Zwiebeln, roh	2 g	—	12 g	1	60	251

	Eiweiß	Fett	Kohlen-hydrate	Brot-einheit (BE)	Kalorien	Joule
Gemüse- und Pilzkonserven						
300 g grüne Bohnen, in Dosen	4 g	—	13 g	1	69	288
500 g Champignons, in Dosen	11 g	2 g	12 g	1	105	438
300 g Sauerkraut	4 g	1 g	12 g	1	78	326
520 g Spargel, in Dosen	10 g	2 g	12 g	1	104	435
Hülsenfrüchte						
21 g Bohnen, weiß	4 g	—	12 g	1	66	276
20 g Erbsen, gelb, geschält	5 g	—	12 g	1	69	288
21 g Linsen	5 g	—	12 g	1	70	293
Milch und Milcherzeugnisse						
10 g Kondensmilch mit 7,5% Fett						
(2 Teelöffel)	1 g	1 g	1 g	—	13	54
250 g Vollmilch mit 3,5% Fett						
(¼ l)	8 g	9 g	12 g	1	160	670
250 g fettarme Milch						
mit 1,5% Fett (¼ l)	8 g	4 g	12 g	1	118	493
250 g Magermilch (¼ l)	9 g	—	12 g	1	85	355
23 g Magermilchpulver						
(2½ gehäufte Eßlöffel)	8 g	—	12 g	1	85	355
250 g Buttermilch (¼ l)	10 g	2 g	10 g	ca. 1	103	431
150 g Joghurt aus fettarmer Milch mit						
1,5% Fettgehalt (1 Becher)	5 g	2 g	7 g	ca. ½	72	305
150 g (1 Becher)						
Joghurt aus Magermilch	7 g	—	7 g	ca. ½	57	239
250 g Sauermilch oder Dickmilch						
mit 3,5% Fettgehalt						
(½ großer Becher)	9 g	9 g	11 g	ca. 1	158	661
125 g saure Sahne (1 Becher)	4 g	13 g	5 g	ca. ½	143	598
10 g Sahne (Kaffeerahm) mit						
10% Fettgehalt	—	1 g	—	—	12	50
25 g (1 Portion) Camembert mit						
30% Fett i. Tr.	4 g	3 g	—	—	43	180
25 g (1 Scheibe) Edamer mit						
30% Fett i. Tr.	7 g	4 g	1 g	—	66	276
25 g (1 Scheibe) Tilsiter mit						
30% Fett i. Tr.	7 g	4 g	1 g	—	71	297
25 g (1 Portion) Limburger mit						
20% Fett i. Tr.	7 g	2 g	—	—	47	196
30 g Schmelzkäse (ca. ½ Ecke)						
mit 20% Fett i. Tr.	5 g	3 g	2 g	—	59	247
50 g Speisequark (ca. 1 geh. Eßl.)						
mit 40% Fett i. Tr.	6 g	6 g	2 g	—	85	355

	Eiweiß	Fett	Kohlen-hydrate	Brot-einheit (BE)	Kalorien	Joule
Eier						
60 g (1 mittelgroßes) Hühnerei	7 g	6 g	—	—	88	368
Fette						
10 g Diätmargarine (2 gestr. Teel.)	—	8 g	—	—	72	305
10 g Halbfettmargarine (2 gestr. Teel.)	1 g	4 g	—	—	38	159
10 g Butter (2 gestr. Teel.)	—	8 g	—	—	75	314
10 g Distelöl (1 EßI.)	—	10 g	—	—	90	376
10 g Maiskeimöl (1 EßI.)	—	10 g	—	—	90	376
Marmelade						
20 g Diabetikerkonfitüre (1 Portion)	—	—	11 g	ca. 1	46	197
Warme Getränke						
schwarzer Kaffee	—	—	—	—	—	—
schwarzer Tee	—	—	—	—	—	—
Kräutertee	—	—	—	—	—	—
Süßstoff, flüssig, als Pulver oder Tablette	—	—	—	—	—	—
12 g Fruchtzucker oder Sorbit (ca. 2 gehäufte Teelöffel)	—	—	12 g	1	40	167
Alkoholische Getränke						
200 g (0,2 l) Diät-Bier (1 kleines Bierglas)	—	—	1 g	—	82	343
250 g (¼ l) Diabetikerwein	—	—	1 g	—	157	656
200 g (0,2 l) Apfelwein	—	—	1 g	—	74	309
100 g (ca. 1 Glas) Sekt, trocken	—	—	1 g	—	80	334
20 g Weinbrand/Whisky 38 Vol.% (ca. 1 Schnapsgläschen)	—	—	—	—	43	180
20 g klarer Schnaps, 40 Vol.% (ca. 1 Schnapsgläschen)	—	—	—	—	49	205
Obst						
90 g Apfel, ungeschält, roh	—	—	12 g	1	57	238
100 g Apfelsine, geschält	1 g	—	12 g	1	53	222
160 g Erdbeeren, roh	1 g	1 g	12 g	1	59	247
130 g Himbeeren, rot, roh	2 g	—	12 g	1	60	251
75 g süße Kirschen, roh	1 g	—	12 g	1	54	226
120 g Pfirsiche, roh	1 g	—	12 g	1	52	217

	Eiweiß	Fett	Kohlen-hydrate	Brot-einheit (BE)	Kalorien	Joule
Nüsse						
60 g geröstete Erdnüsse	16 g	29 g	12 g	1	377	1576
90 g Haselnüsse	12 g	55 g	12 g	1	590	2466
90 g Walnüsse	14 g	58 g	12 g	1	621	2595

Einstufungsanalyse für Diabetiker

Um den Diabetes gezielt zu behandeln, muß zunächst herausgefunden werden, zu welcher Diabetiker-Gruppe der Patient gehört. Die Form des Insulinmangels, Körpergewicht und Alter sind Gesichtspunkte, die die zukünftige Therapie bestimmen.

Typ I

1. Das zuckerkranke Kind
Merkmale: Keine körpereigene Insulinproduktion
    Gewicht normal
    Behandlung mit Insulin und Diät
Das ist zu tun: Da dem Kind jedes körpereigene Insulin fehlt, muß es täglich Insulin spritzen. Sein Bedarf ist mit der Ernährung und der körperlichen Aktivität aufeinander abzustimmen. Daher sind regelmäßige Stoffwechselkontrollen notwendig, um die Behandlungsmaßnahmen dem jeweiligen Zustand anzupassen.

2. Das zuckerkranke Kind
Merkmale: Keine körpereigene Insulinproduktion
    Übergewicht
    Behandlung mit Insulin und Diät
Das ist zu tun: In diesem Fall ist neben der genauen Abstimmung von Insulinzufuhr, Ernährung und körperlicher Betätigung das Gewicht so zu reduzieren, daß ein Normalgewicht erreicht wird.

3. Der jugendliche Diabetiker
Merkmale: Keine körpereigene Insulinproduktion
    Gewicht normal
    Behandlung mit Insulin und Diät

Das ist zu tun: Dem jugendlichen Diabetiker fehlt ebenfalls körpereigenes Insulin. Er muß es deshalb täglich spritzen. Insulinzufuhr, Ernährung und körperliche Betätigung müssen ständig kontrolliert und
nach Bedarf abgeändert werden.

4. Der jugendliche Diabetiker
Merkmale: Keine körpereigene Insulinproduktion
    Gewicht normal
    Behandlung mit Insulin und Diät
Das ist zu tun: Auch hier fehlt körpereigenes Insulin. Es muß täglich ge-
spritzt werden. Neben der ständigen Stoffwechselkontrolle ist eine
Gewichtsreduktion notwendig, um den Diabetes besser einzustel-
len.

Typ II

1. Der Erwachsenen-Diabetiker
Merkmale: Körpereigene Insulinproduktion
    Übergewicht
    Behandlung mit Diät
Das ist zu tun: Die genaue Einhaltung diätetischer Ernährungsweisen
reicht beim Erwachsenen-Diabetes häufig aus. Sie muß nur der geringen körpereigenen Produktion von Insulin angepaßt sein. Auf jeden Fall muß das Idealgewicht erreicht werden. Sonst wird die
Bauchspeicheldrüse überfordert und macht auf Dauer eine Behandlung mit Tabletten oder Insulin erforderlich. Das gilt auch für den
Fall, das die Werte für Blutzucker und Harnzucker normal sind.

2. Der Erwachsenen-Diabetiker
Merkmale: Körpereigenes Insulin
    Übergewicht
    Behandlung mit Diät und Tabletten

Das ist zu tun: Die geringe Produktion von körpereigenem Insulin reicht für den übergewichtigen Diabetiker nicht aus. Tabletten unterstützen die Behandlung. Das wäre kaum mehr nötig, wenn ein normales Gewicht erreicht würde.

3. Der Erwachsenen-Diabetiker
Merkmale: Körpereigenes Insulin
Übergewicht
Behandlung mit Diät und Insulin
Das ist zu tun: Obwohl noch eigenes Insulin produziert wird, muß der übergewichtige Diabetiker Insulin spritzen, damit die Stoffwechseleinstellung stimmt. Gewichtsreduzierung könnte erreichen, daß die geringe eigene Insulinproduktion mit Unterstützung von Tabletten – möglicherweise nach einiger Zeit sogar ohne – ausreicht, um ein normales Leben zu führen.

4. Der Erwachsenen-Diabetiker
Merkmale: Körpereigenes Insulin
Normalgewicht
Behandlung mit Diät
Das ist zu tun: Für jeden Diabetiker sollte diese Möglichkeit das Erstrebenswerte sein. Vor allem für tablettenbehandelte Diabetiker ist es möglich, durch richtige Ernährung von der medikamentösen Therapie loszukommen. Aber auch in schwierigeren Fällen kann die Einhaltung von richtiger Ernährung und normalem Gewicht ein unbeschwertes Leben ermöglichen.

5. Erwachsenen-Diabetiker
Merkmale: Mangel an körpereigenem Insulin
Gewicht normal
Behandlung mit Diät und Insulin
Das ist zu tun: Ältere Diabetiker, die normalgewichtig sind, müssen im Laufe der Zeit Insulin spritzen, weil die eigene Insulinproduktion ständig abnimmt. In diesen Fällen kann die Insulinmenge durch richtige Ernährung und körperliche Tätigkeit gering gehalten werden. Eine genaue Abstimmung aller Maßnahmen ist durch ständige Stoffwechselkontrollen zu erreichen.

6. Der Erwachsenen-Diabetiker
Merkmale: Körpereigenes Insulin
    Normalgewicht
    Behandlung mit Diät und Tabletten
Das ist zu tun: Wichtig ist für diese Gruppe, das Normalgewicht zu halten. So kann eine gute Diabetes-Einstellung bewahrt werden. Dennoch ist nicht auszuschließen, daß selbst bei Diät und Tablettenbehandlung der Stoffwechsel entgleist und eine Insulinbehandlung
einmal nötig wird.

Für alle Diabetes-Typen enthält dieses Buch die wichtigsten Behandlungsmaßnahmen. Sie brauchen sich nur der einzelnen Gruppe zuzu-
ordnen, um ohne Schwierigkeiten Ihren individuellen Behandlungsplan
herauszufinden.

Literatur-Hinweise

Richtige Ernährung – Gräfin von Bentzel, W. Obermeyer, F. Englisch Verlag, Wiesbaden

Diabetes Journal – Offizielles Organ des Deutschen Diabetiker-Bundes unter Mitarbeit der Deutschen Diabetes-Gesellschaft (Erscheinungsweise: monatlich), Verlag Kirchheim, Mainz

Diät bei Übergewicht und gesunde Ernährung – Prof. Dr. Hans-Jürgen Holtmeier, Thieme Verlag, Stuttgart

Sprechstunde: Diabetes – Dr. Rüdiger Petzold, Prof. Dr. Karl Schöffling, Gräfe und Unzer Verlag, München

Diabetes und seine biologische Behandlung – Dr. M. O. Bruker, bioverlag gesundleben, Hopferau

Diätbuch für Zuckerkranke – Dr. Hans Robbers, Dr. Kurt J. Traumann, Thieme Verlag, Stuttgart

Bircher-Benner-Handbuch für Diabetiker – Bircher-Benner-Verlag GmbH, Bad Homburg

Was ein Diabetiker alles wissen muß – Prof. Dr. Berend Willms, Verlag Kirchheim, Mainz

Einführungskurs für Kinder und Jugendliche mit Diabetes mellitus – Bund diabetischer Kinder, Kaiserlautern